Monika A. Pohl

30 Minuten

Gesunder Lebensstil

Bibliografische Information der Deutschen Nationalbibliothek
Die Deutsche Nationalbibliothek verzeichnet diese Publikation in der Deutschen Nationalbibliografie; detaillierte bibliografische Daten sind im Internet über http://dnb.d-nb.de abrufbar.

ISBN 978-3-86936-948-8

Umschlaggestaltung: die imprimatur, Hainburg
Umschlagkonzept: Martin Zech Design, Bremen
Lektorat: Eva Gößwein, Berlin
Autorenfoto: Christian Liepe, Bonn
Satz: Zerosoft, Timisoara (Rumänien)
Druck und Verarbeitung: Salzland Druck, Staßfurt

Wir drucken in Deutschland.

www.gabal-verlag.de
www.twitter.com/gabalbuecher
www.facebook.com/Gabalbuecher

PEFC
PEFC/04-31-2251

PEFC zertifiziert
Dieses Produkt stammt aus nachhaltig bewirtschafteten Wäldern und kontrollierten Quellen.

www.pefc.de

In 30 Minuten wissen Sie mehr!

Dieses Buch ist so konzipiert, dass Sie in kurzer Zeit prägnante und fundierte Informationen aufnehmen können. Mithilfe eines Leitsystems werden Sie durch das Buch geführt. Es erlaubt Ihnen, innerhalb Ihres persönlichen Zeitkontingents (von 10 bis 30 Minuten) das Wesentliche zu erfassen.

Kurze Lesezeit

In 30 Minuten können Sie das ganze Buch lesen. Wenn Sie weniger Zeit haben, lesen Sie gezielt nur die Stellen, die für Sie wichtige Informationen beinhalten.

- Alle wichtigen Informationen sind blau gedruckt.

- Schlüsselfragen mit Seitenverweisen zu Beginn eines jeden Kapitels erlauben eine schnelle Orientierung: Sie blättern direkt auf die Seite, die Ihre Wissenslücke schließt.

- *Zahlreiche Zusammenfassungen innerhalb der Kapitel erlauben das schnelle Querlesen.*

- Ein Fast Reader am Ende des Buches fasst alle wichtigen Aspekte zusammen.

- Ein Register erleichtert das Nachschlagen.

Inhalt

Vorwort

Krankheiten überfallen den Menschen nicht wie ein Blitz aus heiterem Himmel, sondern sind die Folgen fortgesetzter Fehler wider die Natur.

(Hippokrates)

Schon Hippokrates, der Urvater der modernen Medizin, erkannte, dass die Art und Weise, wie Menschen leben, über ihre Gesundheit und ihre Heilungschancen entscheidet. Inzwischen belegen zahlreiche Studien, dass ein gesunder Lebensstil nicht nur die Lebenserwartung, sondern auch das persönliche Wohlbefinden und damit die Lebensqualität deutlich erhöht.

Gesundheitsratgeber gibt es viele. Die meisten widmen sich einem bestimmten Thema, auf das sie sich spezialisieren. Sie gehen dabei von der Überzeugung aus, dass genau dieser Fokus den Leser weiterbringt. Ich dagegen möchte Ihnen eine überschaubare Auswahl an Themen präsentieren, die wie Zahnräder ineinandergreifen und alle unsere Gesundheit maßgeblich beeinflussen. Dabei geht es darum, mit einem möglichst geringen Aufwand einen bestmöglichen Ertrag, den ich gerne als „Gesundheitsrendite" bezeichnen möchte, zu erzielen.

Viele der Grundsätze sind durch wissenschaftliche Studien belegt, manche meiner Empfehlungen basieren auf Erfahrungswerten aus meiner Tätigkeit als Therapeutin und Gesundheitscoach. Ich bin kein Fan von

strikten Diäten oder sonstigen Gesundheitsdogmen, weil die meisten Menschen sie schnell aufgeben und sich damit von ihrem Ziel abwenden. Wenn es Ihnen ähnlich geht, werden Sie dieses Buch vermutlich lieben. Je nach Lebensphase und dem gegenwärtigen Gesundheitszustand fallen unsere Bedürfnisse unterschiedlich aus. Dennoch setzen sich die Zielgrößen „Gesundheit" und „Wohlbefinden" für alle Menschen aus den gleichen Faktoren zusammen. In diesem Ratgeber werden wir gemeinsam an den großen Zahnrädern drehen, um mit einem Mindesteinsatz ein Maximum an Nutzen herauszuholen. Ich möchte Ihren Blick für die wesentlichen Aspekte schärfen, damit Sie sich nicht im Kleinen verlieren und jedem Trend nachlaufen. Gleichzeitig möchte ich Sie zu mehr Selbstfürsorge ermutigen, denn sie ist der wahre Schlüssel zu einer gesunden Lebensführung. Anhand von alltagstauglichen Tipps und kurzen Übungen wird Ihnen auch das Justieren kleiner, feiner Zahnrädchen, die für die individuellen Bedürfnisse stehen, leicht von der Hand gehen.
Es ist mir eine Freude, Sie auf dem Weg zu einem gesunden Lebensstil zu begleiten!

Ihre
Monika Alicja Pohl

30 MINUTEN

Warum sollte der Fokus auf der Gesundheit, nicht auf der Krankheit liegen?

Wieso erfordert Gesundheit eine ganzheitliche Betrachtungsweise?

Wie lässt sich die 80/20-Regel auf einen gesunden Lebensstil anwenden?

1. Gesunde Lebensführung

Angenommen, Sie sind Middle-Ager und denken darüber nach, wie Sie Ihre zweite Lebenshälfte gestalten möchten. Wäre da ein Mangel an Gesundheit nicht ein wichtiger Faktor, der Ihnen unter Umständen viel Lebensfreude rauben und Ihre Pläne ordentlich durcheinanderbringen könnte? Was also brauchen Sie, um langfristig körperlich und mental gesund zu bleiben und das Leben in vollen Zügen zu genießen? Zunächst brauchen Sie sicherlich Wissen und ein Verständnis für die Zusammenhänge, die es Ihnen erlauben, sich auf das Wesentliche zu fokussieren, jenseits von Trends, die kommen und gehen, und fernab vom Leistungsdenken, das früher oder später doch wieder Ihren inneren Schweinehund auf den Plan ruft, um die Durchhaltetaktik zu boykottieren. Wenn Sie nach diesem Wissen suchen, sind Sie hier genau richtig. Denn Gesundheit ist keine Pille mit Langzeitdepot, sondern eine bewusste Art und Weise der Lebensführung, die auf Selbstfürsorge und Wohlergehen ausgerichtet ist.

1.1 Salutogenese

Allzu oft habe ich in meinen mittlerweile über 20 Jahren Berufserfahrung im Gesundheitswesen mit Bewegungsmuffeln über die Dauer der Fitnesseinheit verhandelt und versucht, Workaholics davon zu überzeugen, dass ein sinnvolles Stressmanagement angebracht wäre. Was ich dadurch selbst gelernt habe, ist: Jeder braucht einen anderen Zugang zur Gesundheit und eine andere Dosis, auch wenn die Zutat die gleiche ist.
Der größte Antrieb für Veränderung ist die eigene Motivation, die aus dem Innern erwächst. Sie von außen befeuern zu wollen, ist vergebens. Leider steht diese Motivation häufig in Verbindung mit einem Leidensdruck. Das bedeutet, dass Menschen zu lange warten und erst krank werden müssen, bevor sie anfangen, auf ihre eigenen gesundheitlichen Bedürfnisse zu hören. Dabei sollte Prävention immer an erster Stelle stehen, denn Gesundheit zu fördern ist weitaus einfacher und kostengünstiger, als später eine Krankheit zu heilen. Zuweilen macht es sogar richtig Freude, sich fit zu halten und die eigenen Gesundheitsressourcen zu verwalten – wie einst Dagobert Duck seine Geldspeicher. Erinnern Sie sich noch an die geizige Comicfigur, die als „reichste Ente der Welt" berühmt geworden ist?

Was ist Salutogenese?

Salutogenese (lateinisch *salus*, Gesundheit, und griechisch *genesis*, Entstehung) geht der Frage nach, wie

Gesundheit entsteht, erhalten bleibt und gefördert werden kann. Anders als die Schulmedizin, die auf der Pathogenese basiert, also den Ursachen der Krankheit nachgeht, um diese zu beseitigen und damit Gesundheit wiederherzustellen, orientiert sich die Salutogenese an den Gesundheitszielen und erschließt mögliche Ressourcen.
Das Konzept der Salutogenese wurde in den 1980er-Jahren von dem israelisch-amerikanischen Medizinsoziologen Aaron Antonovsky (1923–1994) entwickelt. In seiner Forschung versuchte er zu verstehen, welche Faktoren Gesunderhaltung und Gesundung ermöglichen, selbst bei widrigen Verhältnissen und nach traumatischen Erlebnissen wie etwa der Internierung in einem Konzentrationslager. Seitdem konnten zahlreiche Ergebnisse seiner Untersuchungen eindrücklich empirisch untermauert werden. Durch die ganzheitliche Ausrichtung vieler Therapie- und Coachingmaßnahmen der heutigen Zeit, nicht zuletzt in der modernen Ordnungstherapie (Mind-Body-Medizin), hat sein Modell zudem an Aktualität hinzugewonnen.

Der Gesundheitsbegriff der Salutogenese

Salutogenese impliziert, dass Gesundheit kein Zustand ist, sondern ein fortwährender Prozess, der alle Dimensionen des Lebens miteinander verbindet. Dabei werden Gesundheit und Krankheit nicht als sich ausschließende Gegensätze, sondern als zwei entgegengesetzte Pole betrachtet, die Bestandteile eines multidimensionalen Kontinuums sind. Krankheit ist somit kein isolierbares Ereignis, der Ausfall eines Systems, sondern muss im Gesamtkontext der Geschichte des Einzelnen betrachtet werden. Risikofaktoren wie zum Beispiel Stress und Überforderung stehen in einer ständigen Wechselwirkung mit den Schutzfaktoren. Diese kurbeln unsere Selbstheilungskräfte an und sorgen für Stimmigkeit in einem aufeinander bezogenen System.

Das Kohärenzgefühl

Den Mittelpunkt der Salutogenese bildet das Kohärenzgefühl (*sense of coherence*). Es beinhaltet drei wesentliche Einflussfaktoren:

1. **Verstehbarkeit:** die Fähigkeit, die Zusammenhänge des Lebens zu begreifen.
2. **Handhabbarkeit:** die Überzeugung, das eigene Leben selbst beeinflussen und gestalten zu können.
3. **Sinnhaftigkeit:** der Glaube daran, dass das Leben einen Sinn hat.

Alle drei drücken eine globale Orientierung aus, die dem Individuum das Gefühl von Vertrauen in seine eigenen Ressourcen gibt und die Überzeugung stärkt, dass sich das Meistern einer Herausforderung lohnt.

Welche Rolle spielt Stress?

Laut Antonovsky ist Gesundheit ein mehrdimensionales Geschehen, das sowohl von der Subjektivität der Person als auch von den objektiven äußeren Faktoren beeinflusst wird. Somit kann Stress, je nach Charakter und der Art der Bewältigung, sowohl zu positiven als auch zu negativen gesundheitlichen Konsequenzen führen und Widerstandsressourcen stärken oder schwächen. Je mehr Ressourcen einer Person zur Verfügung stehen, desto größer ist ihre Widerstandskraft gegenüber Stressoren. Gleichzeitig bildet sich die Überzeugung heraus, dass das Leben im Wesentlichen überschaubar, handhabbar und sinnerfüllt ist. Wer also langfristig gezielt in Gesundheitsressourcen und Schutzfaktoren investiert, den bringt so schnell nichts aus dem Gleichgewicht.

Vorsorge ist nicht nur sinnvoller, sondern auch kostengünstiger als Nachsorge. Wer zudem begreift, dass Gesundheit kein Zustand ist, sondern ein Prozess, der alle Dimensionen des Lebens miteinander verbindet, der lernt, bewusst in die eigenen Gesundheitsressourcen und Schutzfaktoren zu investieren.

1.2 Ganzheitlichkeit

Salutogenese impliziert, dass es wenig Erfolg verspricht, Menschen wie Maschinen zu betrachten und Gesundheit auf die Reparatur und den Austausch von Körperteilen zu beschränken. Dies zeigt auch eine berühmte Studie des US-amerikanischen Orthopäden

Bruce Moseley. Er operierte die Hälfte einer Gruppe von Patienten, die an einer entzündlichen degenerativen Gelenkerkrankung litten, am Knie, während er die andere Hälfte der Gruppe durch zwei kleine Schnitte nur im Glauben ließ, dass eine Operation stattgefunden hatte. Das Ergebnis war verblüffend: Selbst nach zwei Jahren gab es bei beiden Gruppen keinen signifikanten Unterschied in Bezug auf den Heilungserfolg.

Dies macht deutlich, dass es wesentlich sinnvoller ist, den Menschen ihre von Natur aus vorhandenen Selbstheilungskräfte bewusst zu machen und sie dazu zu ermutigen, diese zu pflegen und bei Bedarf auch zu mobilisieren, als sie darin zu bestärken, immer auf Hilfe von außen zu hoffen. Wer als Behandler oder Betreuer nicht an die selbstregulativen Aspekte der Gesundheit und das Zusammenspiel zwischen Körper, Geist und Seele glaubt, der sollte sich meiner Meinung nach mehr mit toter als mit lebender Materie beschäftigen, weil er bei Menschen vermutlich wenig bewirken kann. Damit möchte ich die Schulmedizin nicht vom Plan streichen, sondern sie durch sinnvolle ganzheitliche Interventionen ergänzt sehen.

Mittlerweile hat es sich herumgesprochen und intuitiv weiß es jeder von uns, dass Körper, Geist und Seele sich ununterbrochen gegenseitig beeinflussen. Wie das konkret passiert, werde ich Ihnen später noch an einigen Beispielen aufzeigen. Fakt ist, wir können uns nicht nur auf ein System beschränken. Bewegung allein hält uns auf Dauer nicht gesund, wenn dabei die Energie- und

Nährstoffzufuhr nicht stimmt. Zu viel Bewegung kann uns genauso krank machen wie zu wenig und falsche Bewegung sowieso.

Embodiment

Ein Mensch, der krank ist, strahlt in den seltensten Fällen Positivität aus, sondern drückt seine Niedergeschlagenheit auch auf körperlicher Ebene aus, vielleicht sogar durch eine leicht gebückte Haltung und einen gesenkten Blick. Diese Wechselwirkung nennt man in der Fachsprache „Embodiment". Damit bezeichnet man die Verkörperung der Gefühle, die in Verbindung mit dem aktuellen Gemütszustand stehen. Das Phänomen des Embodiments erklärt auch, warum Menschen immerzu nonverbal kommunizieren. Wenn ein Mensch sich authentisch zeigt und sein Gegenüber achtsam ist, lässt sich anhand seiner Körperhaltung, Gestik und Mimik recht schnell seine psychische Verfassung ablesen. Für Ärzte und Therapeuten sollte dies ein wichtiger Hinweis sein, für Mitmenschen, die es mit anderen gut meinen, ebenfalls.

Placebo-Effekt

Auf ähnlichen Zusammenhängen basiert auch die Wirkung des Placebo-Effekts. Damit bezeichnet man die Tatsache, dass die Zuwendung eines Arztes oder die Einnahme bunter Pillen zu einer positiven Erwartungshaltung führt, die sich in den meisten Fällen bestätigt. In zahlreichen Studien ließ sich nachweisen, dass ein

Placebo eine biologische Entsprechung im Nervensystem hat und zu nachweisbaren Veränderungen im Körper führt. Der amerikanische Kardiologe Brian Olshansky ist sogar überzeugt, dass der Placebo-Effekt zu 30 bis 40 Prozent zum Nutzen der medizinischen Maßnahmen beiträgt.
Dadurch erscheinen viele medizinische Maßnahmen, die nicht auf chemischen Keulen oder einem chirurgischen Eingriff basieren, in einem anderen Licht. Denn selbst wenn sich, wie beispielsweise bei der Homöopathie oder der Akupunktur, ihre Wirksamkeit nicht wissenschaftlich beweisen lässt, können sie höchst effektiv die Selbstheilungskräfte des Menschen ankurbeln und auf diese Weise zu einer Genesung und somit zu einer Verbesserung der Lebensqualität beitragen.

Epigenetik

Auch Erkenntnisse aus dem Bereich der Epigenetik sprechen für einen ganzheitlichen Blick auf das Thema Gesundheit. Heute gilt aufgrund von Studien als erwiesen, dass äußere Einflüsse, wie Kindheitserfahrungen, die Lebensführung sowie schicksalhafte Erlebnisse, biochemische Spuren in unserem Erbgut hinterlassen und nachhaltig wirken. Gene und Umwelt sind demnach eng miteinander verwoben. Neben dem genetischen existiert ein zweiter, ein epigenetischer Code, der entscheidenden Einfluss darauf hat, wer wir sind und welche Risiken und Potenziale wir in uns tragen. Dieses Zusammenspiel ist vergleichbar mit den Komponenten eines Computers: Das Genom entspricht der Hardware und legt fest, über welche Möglichkeiten ein Organismus verfügt. Die epigenetische Information dagegen entspricht der Software und entscheidet darüber, wie diese Möglichkeiten genutzt werden.

Der wissenschaftliche Forschungszweig der Epigenetik beschäftigt sich mit der Frage, welche Faktoren die Aktivität eines Gens bestimmen. Inzwischen schreibt er der Lebensführung einen viel größeren Einfluss zu als noch vor einigen Jahren. Offensichtlich tragen die positiven Einflüsse eines gesunden Lebensstils entscheidend dazu bei, dass Gene, die Krankheiten begünstigen, ausgeschaltet und jene, die Gesundheit fördern, eingeschaltet werden.

Dieser Mechanismus ist äußerst beeindruckend und macht erneut deutlich, dass wir zu einem großen Teil selbst die Verantwortung für unser Wohlergehen tragen. Neuere Studien gehen davon aus, dass dieser Anteil bei etwa 40 Prozent liegt. Forschern des Max-Planck-Instituts für Immunologie und Epigenetik in Freiburg ist es sogar gelungen, nachzuweisen, dass epigenetische Informationen, die sich über das ganze Leben hinweg in unseren Zellen ansammeln, die Grenze der Generationen überschreiten und an Nachkommen vererbt werden können. Diese Erkenntnis kann eine große Motivation sein, noch besser für sich selbst zu sorgen und sich schon in jungen Jahren einem gesunden Lebensstil zuzuwenden.

Unser Erleben und Bewerten können unsere Körperlichkeit und unsere Interaktion im Außen stark beeinflussen. Neuere Erkenntnisse der Epigenetik zeigen, dass selbst unser Erbgut auf unseren Lebensstil und auf Umwelteinflüsse reagiert. Daher ist ein ganzheitlicher Ansatz notwendig, bei dem der Lebensstil so ausgerichtet wird, dass alle Anteile des menschlichen Wesens gleichermaßen berücksichtigt werden.

1.3 Gesundheitsrendite

Der Begriff „Gesundheitsrendite“ mag zunächst etwas befremdlich klingen, doch er wurde bewusst gewählt. In Zeiten, in denen Sparbücher ausgedient haben, legen viele Menschen ihre Ersparnisse an der Börse in Aktien oder Fonds an, um in absehbarer Zeit eine gute Rendite zu erzielen und damit ihren finanziellen Ertrag zu erhöhen. Und meistens liegen sie damit goldrichtig, denn selbst wenn sich die Kapitalmärkte verändern und die Zeiten unsicher sind, zeigt sich die Börse zuverlässiger als andere Anlagestrategien, sofern der Anleger nicht zu risikobetont und offensiv investiert.
Leider denken wir seltener darüber nach, in vergleichbarer Weise in unsere Gesundheit zu investieren, obwohl wir wissen, dass Menschen, die zum Beispiel rauchen oder übergewichtig sind, mit jeder Zigarette oder jedem Kilo mehr auf der Waage ihre Gesundheitsrendite schmä-

lern und sogar in die Schuldenfalle rutschen und ernsthaft krank werden oder ausbrennen können. Damit entsteht ein Defizit, das zunächst beseitigt werden muss, bevor die Speicher wieder aufgefüllt und langfristig Gesundheitsressourcen aufgebaut werden können.
Dagegen haben Menschen, die gesundheitsbewusst leben, zwar keine Garantie auf stabile Erträge und ein dauerhaftes Kurshoch, wenn sie jedoch eine gute Anlagestrategie gewählt haben und über Jahre fleißig in ihren Körper, ihren Geist und ihre Seele investieren, ist die Wahrscheinlichkeit recht hoch, dass sie damit ihr Risiko, krank zu werden, minimieren und die Renditechancen auf Wohlbefinden und eine gute Lebensqualität maximieren.

Gesundheitsrendite = Input-Output-Relation mit den beiden Zielgrößen „Gesundheit" und „Wohlbefinden"

Um bei der gewählten Analogie zu bleiben und Ihnen den Zusammenhang verständlicher zu machen, habe ich die vier Teilbereiche – körperliche Gesundheit, mentale Gesundheit, seelische Gesundheit und weitere Schutzfaktoren – als Fonds dargestellt. Dabei bildet der erste Bereich den Basisfonds und die drei folgenden die Themenfonds. Alle vier Fonds spielen eine wichtige Rolle in Ihrem Portfolio. Sie beinhalten Werte, die zum Teil eine Schnittmenge bilden. Sie beeinflussen einander und dienen alle zusammen dem Ziel, Ihre Gesundheitsrendite zu steigern.

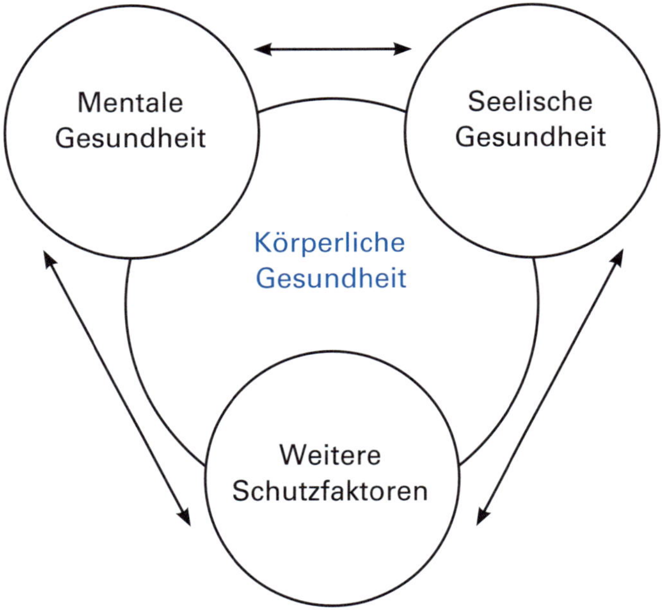

Abb. 1: Zusammenspiel Basisfonds mit Themenfonds

Status quo Ihrer Gesundheitsressourcen

Das Thema „Gesundheit" ist ein Dauerbrenner und wird in allen Medien kommuniziert. Die meisten Menschen wissen daher grob, wo in diesem Bereich ihre Schwächen und ihre Stärken liegen. Meist ist die Umsetzung das größere Problem, zudem fällt es oft schwer, das richtige Maß zu finden.

Um herauszufinden, wie es um Ihre Gesundheitsressourcen bestellt ist, schauen Sie sich die folgenden Aussagen genau an. Wo liegen Ihre Stärken, wo gibt es eventuell Defizite? Wo könnten Sie noch etwas aufstocken, welche Werte etwas zurückfahren oder vielleicht umschichten? Setzen Sie Ihr Häkchen da, wo Sie sich Ihrer Meinung nach aktuell befinden. Seien Sie dabei ehrlich und spontan. Das vereinfacht das Ausloten.

Selbsttest	Ja	Teils	Nein
Ich ernähre mich gesund.			
Ich bewege mich ausreichend.			
Ich kann gut ein- und durchschlafen.			
Ich zähle Gelassenheit zu meinen Stärken.			
Ich erlebe mich im Alltag als selbstbestimmt.			
Ich bin ein Optimist/eine Optimistin.			
Ich höre auf die Impulse meines Herzens.			
Ich habe einen guten Zugang zu meinem Bauchgefühl.			
Ich führe ein erfülltes Leben und betrachte mein Tun als sinnstiftend.			
Ich pflege Freundschaften/Bekanntschaften und fühle mich sozial gut eingebunden.			
Ich verbringe Zeit in der Natur, um Kraft für den Alltag zu tanken.			
Ich führe ein Leben, in dem Anspannung (Leistung) und Entspannung (Freizeit) sich die Waage halten.			

Auswertung

Klopfen Sie sich bei jedem „Ja" stolz auf die Schulter und machen Sie weiter so. Nehmen Sie dagegen die Themen, bei denen Sie „Nein" angekreuzt haben, besonders genau unter die Lupe, denn das sind, um mein Bild zu benutzen, die großen Zahnräder, an denen Sie drehen müssen. Später können Sie sich den Themen zuwenden, bei denen Sie „Teils" angekreuzt haben. Das sind die kleineren Zahnräder, die durchaus bewegt werden können, um den Ertrag zu steigern, jedoch nicht die Priorität der großen haben.

Die Aussagen orientieren sich an der Reihenfolge der Themen im Buch, daher werden Sie in jedem Fall die Möglichkeit haben, zu den einzelnen Aspekten mehr zu erfahren und bei Bedarf Veränderungen vorzunehmen. Trauen Sie sich was, denn es steht Ihnen dabei nichts im Wege, außer vielleicht Sie selbst!

Das Pareto-Prinzip

Betrachten Sie eine gesunde Lebensführung als Teil eines bewussten Lebens. Setzen Sie sich dabei jedoch nicht unter Druck, denn genau das ist nicht notwendig. Laufen Sie nicht jedem Trend hinterher. Gerade beim Thema Ernährung und Gewichtsreduktion jagt ein Trend den nächsten. Ich werde oft von meinen Seminarteilnehmern und den Lesern meiner Bücher gefragt, wie sie es denn schaffen können, all diese Tipps zu beherzigen, und wie lange es wohl dauert, bis sich die positiven Veränderungen wie Gewohnheiten anfühlen.

Meine Antwort lautet jedes Mal gleich: Es geht im Grunde nicht darum, alles zu 100 Prozent umzusetzen, um von den Impulsen, Übungen oder Tipps zu profitieren. Jeder von uns hat seine eigenen Themen, oft reicht nur ein Bruchteil dessen aus, was möglich ist, um erste wertvolle Veränderungen und damit einen signifikanten Unterschied zu bewirken. Sinn und Zweck ist nicht, alles perfekt abzubilden.
Sicher kennen Sie das Pareto-Prinzip, benannt nach Vilfredo Pareto (1848–1923), gemäß dem wir mit 20 Prozent des Aufwands etwa 80 Prozent des Ertrags erzielen können. Die verbleibenden 20 Prozent benötigen mit 80 Prozent die meiste Arbeit. Meiner Überzeugung nach lautet die gute Nachricht: Das können Sie auch auf Ihre Gesundheitsrendite übertragen!

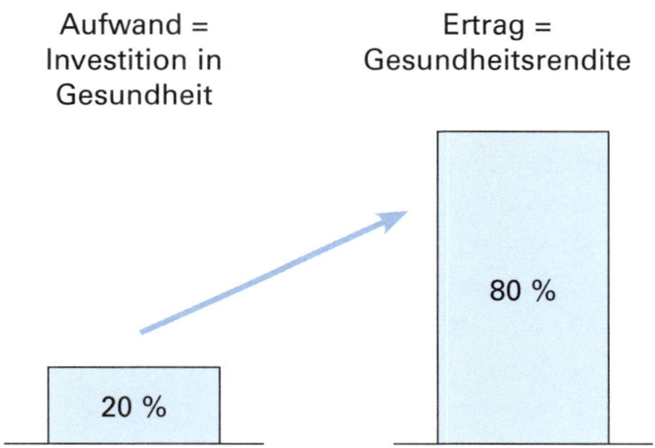

Abb. 2: Das Pareto-Prinzip (80/20-Regel) der gesunden Lebensführung

Die schlechte Nachricht würde ich wie folgt formulieren: Wenn Sie nicht ins Tun kommen, Ihren inneren Schweinehund überwinden und schlechte Gewohnheiten infrage stellen, wird nicht viel passieren. Ein bisschen Selbstdisziplin ist in jedem Fall angesagt. Genau das möchte ich Ihnen in diesem Ratgeber vermitteln. Was Sie letztendlich daraus machen und welchen Themen Sie sich besonders intensiv zuwenden, das entscheiden Sie am Ende selbst.

Managen Sie Ihre Gesundheit selbst!

Ich hoffe, dass Sie am Ende dieses Ratgebers zu Ihrem eigenen Gesundheitsmanager werden und im Laufe der Zeit nicht nur mit Freude an Ihrer Gesundheitsrendite arbeiten, sondern auch ein sattes Gesundheitsvermögen aufbauen werden. Dabei sollten Sie Ihr Risiko streuen und nicht alles auf eine Karte setzen. Denn Entspannung in Form von Erholung ist zum Beispiel genauso wichtig wie Anspannung in Form von Leistung und Aktivität; gesunde Ernährung ist nicht minder wichtig wie eine positive innere Haltung. Sparfüchsen sei gesagt: Sparen Sie an allem, aber nicht an Ihrer Gesundheit. Und wenn Sie zu den fortgeschrittenen Anlegern gehören, wählen Sie spezielle Strategien, mit denen Sie noch mehr herausholen können.

Nur wer gesundheitsbewusst lebt, kann eine gute Gesundheitsrendite erzielen. Dabei ist Vorsorge besser als Nachsorge, und eine ganzheitliche Sichtweise, die alle Anteile des menschlichen Wesens gleichermaßen berücksichtigt, ist unabdingbar. 30

- ***Bevor Sie Ihre Energie in ein bestimmtes Gesundheitsthema investieren, sollten Sie den aktuellen Status quo Ihrer Gesundheitsressourcen kennen.***
- ***Setzen Sie sich nicht unter Druck und versuchen Sie nicht, alles perfekt zu machen. Sonst verlieren Sie unter Umständen die Freude und den Genuss, die eine gesunde Lebensführung mit sich bringt. Meist reichen 20 Prozent des Aufwands aus, um 80 Prozent des bestmöglichen Ertrags zu erzielen.***
- ***Wichtig ist, mit Köpfchen an die Sache heranzugehen und etwas Selbstdisziplin an den Tag zu legen, zumindest bis eine neue Verhaltensweise zur Gewohnheit geworden ist.***

30 MINUTEN

Worauf sollten Sie achten, um sich gesund zu ernähren?

Seite 28

Wie viel körperliche Aktivität zählt als Mindestmaß?

Seite 39

Was bewirkt Entspannung und wie können Sie gesunden Schlaf fördern?

Seite 49

2. Körperliche Gesundheit

Dank der modernen Medizin leben immer mehr Menschen auf der Welt länger und bei immer besserer Gesundheit. Laut dem Europäischen Gesundheitsbericht 2018 gehört Europa zu der Region der Welt, in der die Lebenserwartung am höchsten ist. In Deutschland liegt sie aktuell bei 81 Jahren und ist im europäischen Vergleich überdurchschnittlich hoch. Das liegt unter anderem am guten Zugang zum Gesundheitssystem. Gleichzeitig jedoch nimmt die Zahl der Menschen, die an Zivilisationskrankheiten wie Diabetes, Krebs oder Herz-Kreislauf-Erkrankungen leiden, zu. Mehr als die Hälfte aller Deutschen ist zu dick, besonders die Männer. Auch Kinder und Jugendliche werden immer dicker. Ursachen gibt es sicher viele, insbesondere eine ungesunde Ernährung und zu wenig Bewegung. Leider gehören die Deutschen auch beim Thema Alkohol mit jährlich elf Litern reinem Alkohol zu den Spitzenreitern. Es zeichnet sich also eine beunruhigende Entwicklung gerade in dem Bereich ab, wo die Selbstverantwortung eines jeden von uns greift. Was helfen kann, ist Aufklärung mit dem Ziel, die persönliche Gesundheitskompetenz zu steigern.

2.1 Ernährung

Essen hat auf der rein körperlichen Ebene die Aufgabe, den Körper mit Energie zu versorgen, um seine Funktionen sicherzustellen. Für Geist und Seele kann das Essen ein Genuss sein, wenn wir es nur zulassen. Für viele Menschen, die ihren Frust oft nicht besser zu bewältigen wissen, dient Essen leider auch als Trostpflaster.

Ich möchte Sie auf den folgenden Seiten für das Thema Ernährung sensibilisieren und Ihnen helfen, die eigenen Ernährungsgewohnheiten aufzudecken. Wenn Sie wissen, wie gesunde Ernährung im Alltag funktioniert und wie Sie mit wenig Aufwand vieles besser machen und davon in vollen Zügen profitieren können, wieso sollten Sie es dann nicht tun?

Ich orientiere mich an den Empfehlungen der Deutschen Gesellschaft für Ernährung. Diese Regeln sind weitestgehend allgemeingültig, wobei klar sein sollte, dass Menschen mit besonderen Bedürfnissen oder Unverträglichkeiten manchmal auf eine spezielle Ernährungsweise zurückgreifen oder auf einige Lebensmittel verzichten müssen. In solchen Fällen ist eine gezielte Ernährungsberatung angezeigt, die dieser Ratgeber nicht leisten kann.

Alle anderen können sich entspannt zurücklehnen und anhand der folgenden zehn Hinweise ihr eigenes Essverhalten reflektieren:

1. Abwechslung und Vielseitigkeit

Der Körper profitiert von allen Nährstoffen. Es ist daher wichtig, sich abwechslungsreich und vielseitig zu ernähren. Naturbelassene Lebensmittel sind dabei gesünder als verarbeitete Lebensmittel, eine Putenbrust ist also besser als eine Leberwurst als Brotaufstrich. Selbstgekochtes ist immer besser als ein Fertiggericht oder Fast Food, und Bioqualität ist meist wertvoller als herkömmliche Qualität. Außerdem sollten Sie pflanzliche Lebensmittel bevorzugen.

Achten Sie am besten schon beim Einkauf auf qualitativ hochwertige Produkte und Vielfalt für Ihren Speiseplan. Verbieten Sie sich nichts, sondern finden Sie stattdessen das richtige Maß für weniger gesunde Lebensmittel.

2. Viel Obst und Gemüse

Essen Sie täglich frisches Obst und Gemüse, im Optimalfall mindestens fünf etwa faustgroße Portionen. Mögliche Alternativen sind: ein selbst gemachter Smoothie möglichst ohne Zuckerzusatz, Trockenobst oder eine Handvoll Nüsse.

3. Vollkorn statt Weißmehl

Verzichten Sie weitgehend auf Weißmehl und wählen Sie bei Getreideprodukten wie Brot, Nudeln, Reis und Mehl am besten die Vollkornvariante. Diese sättigt länger und beinhaltet wertvolle Ballaststoffe.

4. Jeden Tag Milch und Milchprodukte

Greifen Sie täglich zu Milch und Milchprodukten wie Joghurt und Käse; je naturbelassener, desto besser. Sie liefern gut verfügbares Protein, Vitamin B2 und Calcium. Erzeugnisse aus saurer Milch, wie Kefir und Buttermilch, sind für eine gesunde Darmflora sehr wertvoll.

Tipp: Wenn Sie Fruchtjoghurt essen möchten, pürieren Sie Ihr Obst selbst oder schneiden es in kleine Stücke, statt zu einem Fertigprodukt zu greifen.

5. Fleisch und Fisch in Maßen

Essen Sie Fleisch und Wurstwaren in Maßen. Achten Sie auf die Herkunft. Das sollten Sie auch beim Fisch tun, denn Seefisch ist zwar gesund und gehört auf den Speiseplan, weil er Sie mit Jod und, wenn es fettiger Fisch ist, auch mit wichtigen Omega-3-Fettsäuren versorgt, aber der Verzehr in größeren Mengen ist nicht unbedenklich. Denn die Belastung der Meere nimmt stetig zu und damit auch die Belastung der Fische mit Schwermetallen, Pestiziden und Plastik.

Fleisch und Fisch sind grundsätzlich hochwertige Nahrungsmittel. Entscheidend ist jedoch die Menge. Bei Fleisch und Wurstwaren sollten 300 bis maximal 600 g pro Woche für einen Erwachsenen nicht überschritten werden. Ernährungswissenschaftler halten Geflügelfleisch für gesünder und empfehlen daher, es rotem Fleisch von Schweinen, Schafen und Rindern vorzuziehen. Außerdem gilt es inzwischen als bewiesen, dass häufiger Konsum (über das empfohlene Maß hinaus) von rotem Fleisch das Risiko, an Dickdarmkrebs zu erkranken, erhöht.

6. Pflanzliche Öle statt versteckter Fette

Verwenden Sie zum Kochen, Braten und Zubereiten pflanzliche Öle und daraus hergestellte Streichfette. Diese liefern lebensnotwendige Fettsäuren und Vitamin E. Olivenöl aus ökologischem Anbau und erster Pressung hat eine antikarzinogene Wirkung, senkt den Cholesterinspiegel und schützt die Körperstrukturen vor Oxidationsprozessen. Dafür muss man manchmal ein wenig tiefer in den Geldbeutel greifen.
Achten Sie auf versteckte Fette in Wurstwaren, Süßigkeiten, Knabbereien und vor allem Fast Food und Fertigprodukten.

7. Sparsam sein mit Salz und Zucker

Setzen Sie Zucker und Salz sparsam ein. Denn Zucker ist ein Suchtstoff und macht krank. Leider versteckt er sich heute in vielen Lebensmitteln, in denen man ihn nicht vermutet. Gerade das bewirkt, dass wir unserem Körper Tag für Tag eine viel zu große Zuckermenge zuführen.
Wenn Sie Salz verwenden, dann möglichst mit Jod und Fluorid angereichertes. Es besteht jedoch die Vermutung, dass ein zu hoher Salzkonsum die Entstehung von verschiedenen Krebsarten, insbesondere Magenkrebs, begünstigt.

8. Viel trinken

Trinken Sie reichlich, am besten Wasser. Das kann durchaus mit Früchten oder Kräutern aromatisiert sein oder mit etwas ungesüßtem Tee oder Saft verfeinert werden. Täglich sollten es rund 1,5 Liter sein, an heißen Tagen oder beim Sport sogar mehr.

In Maßen genossen steht Kaffee durchaus im Einklang mit einer gesunden und ausgewogenen Ernährung. Richtig dosiert, verhält es sich mit Rotwein aufgrund seiner sekundären Pflanzeninhaltsstoffe aus der Weinbeere ähnlich. Allerdings ist und bleibt Alkohol ein Suchtmittel und sollte unter keinen Umständen zur täglichen Gewohnheit werden. Außerdem steigert regelmäßiger Alkoholkonsum das Risiko für die Entstehung von Krebserkrankungen. Dem Journal of Clinical Oncology zufolge sind 5,8 Prozent aller Krebstodesfälle weltweit auf Alkoholkonsum zurückzuführen.

Tipp: Ihr Urin ist ein wertvoller Indikator. Ist er hell, ist Ihr Körper ausreichend mit Flüssigkeit versorgt. Ist er dagegen dunkelgelb, braucht Ihr Körper mehr Nachschub. Schließlich besteht der Körper eines Erwachsenen zu etwa 70 Prozent aus Wasser und dieser Zustand sollte auch aufrechterhalten werden, damit alle Körpersysteme optimal funktionieren. Unser Gehirn ist das Organ, das am sensibelsten auf Flüssigkeitsmangel reagiert, und zwar mit Konzentrationsschwäche.

9. Speisen schonend zubereiten

Bereiten Sie die Lebensmittel schmackhaft und schonend mit Wasser oder Gemüsebrühe und wenig Fett zu. Beim Garen gilt der Grundsatz: so lange wie nötig und so kurz wie möglich. Denn nur so bleiben der natürliche Geschmack und die Nährstoffe erhalten. Beim Braten, Grillen, Backen und Frittieren achten Sie auf die richtige Temperatur und Dauer. So verhindern Sie das Anbrennen, bei dem sich zahlreiche gesundheitsschädigende Verbindungen bilden.

10. Achtsam und genussvoll essen

Essen Sie achtsam und mit Genuss. Versuchen Sie, die Speisen, die Sie zu sich nehmen, mit möglichst vielen Sinnen zu entdecken. Kauen Sie bewusst und lassen Sie sich beim Essen ausreichend Zeit.

Vorsicht bei Trendlebensmitteln! Sie sind oft nicht so gesund, wie es in Hochglanzmagazinen dargestellt wird. Informieren Sie sich daher erst einmal gut, bevor Sie einen neuen Hype mitmachen und viel Geld dafür ausgeben. Manchmal lohnt es sich, auf Bewährtes zu setzen und regionale und saisonale Produkte zu bevorzugen. Das schont gleichzeitig die Umwelt und Ihren Geldbeutel.

Übung – Essen mit Köpfchen

Welche der eben beschriebenen Empfehlungen befolgen Sie bereits, wo sehen Sie noch Verbesserungsbedarf? Wenn Sie Ernährung in dem Eingangstest als Ihr Thema entlarvt haben, sollten Sie sich jetzt überlegen, welche zwei bis drei Maßnahmen Sie ergreifen wollen, um Ihre Gesundheitsrendite in puncto Ernährung positiv zu beeinflussen. Listen Sie diese Maßnahmen Ihrer Priorität nach auf und beginnen Sie mit der Umsetzung am besten noch heute:

1.____

2.____

3.____

Energiebilanz

In den Industrienationen ist Übergewicht heute weitverbreitet und steht im Zusammenhang mit vielen Zivilisationskrankheiten. Es lässt sich leicht nachvollziehen, dass wir dann zunehmen, wenn wir mehr Energie in Form von Kalorien über die Nahrung zuführen, als wir über den Tag verteilt tatsächlich verbrauchen. Dabei ist es dem Körper egal, ob der Überschuss aus Kohlenhydraten, Fetten oder Proteinen stammt. Auf die Bilanz kommt es an. Fatal ist es, bevorzugt Lebensmittel mit hoher Energiedichte, das heißt mit einer hohen Kalorienzahl „pro Biss", und verhältnismäßig wenigen Nährstoffen zu konsumieren und sich gleichzeitig wenig zu bewegen. Da sind Fettpölsterchen vorprogrammiert.

Wer also Gewicht reduzieren möchte, kann entweder die Energiezufuhr senken und weniger beziehungsweise weniger kalorienreich essen oder den Energieverbrauch durch körperliche Aktivität steigern. Dabei ist es wichtig, zu beachten, dass der Körper alle Makronährstoffe wie Kohlenhydrate, Eiweiß und Fett zur Energielieferung braucht und ebenso alle Mikronährstoffe wie Vitamine, Mineralstoffe, Spurenelemente und sekundäre Pflanzenstoffe. Sie alle spielen eine wichtige Rolle in unserem Stoffwechsel. Sind die Energieaufnahme und der Energieverbrauch im Gleichgewicht, bleibt das Gewicht stabil.

Sie können also Kalorien zählen, was ich persönlich für sehr mühsam halte, oder sich gesund und abwechslungsreich ernähren und ausreichend bewegen, wozu ich Sie ermutigen möchte. Sie sparen Zeit, die Sie sonst beim lästigen Umrechnen aus Kalorientabellen verlieren würden, und können diese in einen Spaziergang oder eine Fitnesseinheit investieren.

Wovon ich Ihnen in jedem Fall abraten möchte, sind „Crash-Diäten“. Sie erhöhen den Stresslevel des Körpers und sorgen meist für einen Jo-Jo-Effekt. Eine gesunde Gewichtsreduktion braucht Zeit. Sparen Sie täglich Kalorien ein, indem Sie gezielt etwas weniger als sonst essen. Hören Sie auf Ihr Körpergefühl und essen Sie dann, wenn Sie Hunger haben, und nicht bereits dann, wenn sich nur der Appetit meldet. Essen Sie auch nur so viel, wie Sie brauchen, um ein angenehmes Sättigungsgefühl wahrzunehmen. Um dieses zu entwickeln, braucht der Körper in der Regel 20 Minuten Zeit. Wenn Sie also eine Mahlzeit hastig oder zwischendurch hinunterschlingen, dann werden Sie kein Sättigungsgefühl erleben und auf Dauer unzufrieden sein.

Stressesser oder Stresshungerer? Achten Sie darauf, ob Sie unter Stress eher mehr oder eher weniger Nahrung aufnehmen. Tatsächlich gibt es Stressesser und Stresshungerer, und da in stressigen Zeiten vieles unbewusst passiert, nehmen wir dies oft nicht wahr und sind unserer inneren Software gnadenlos ausgeliefert. Beide Gewohnheiten sind ungesund, lassen sich jedoch verändern, wenn wir bewusst gegensteuern oder gezielt den Stress reduzieren.

Um einen Richtwert für die individuell benötigte Kalorienzufuhr zu erhalten, bieten sich Kalorienrechner an, von denen es im Internet zahlreiche gibt. Unter Berücksichtigung Ihres Geschlechts, Alters, Gewichts und der Körpergröße wissen Sie mit wenigen Klicks ein bisschen mehr. Auch eine Smart Watch oder eine Gesundheits-App, die Ihre Körperwerte speichert und verarbeitet, eignet sich gut dazu.
Der Grundumsatz, der meist anhand der bekannten Harris-Benedict-Formel errechnet wird, gibt die Energiemenge an, die Ihr Körper annähernd im Ruhezustand innerhalb von 24 Stunden benötigt, um seine Funktion aufrechtzuerhalten. Darüber hinaus gibt der Leistungsumsatz an, welche Energiemenge gebraucht wird, um Tätigkeiten zu verrichten, also um körperli-

che und geistige Arbeit zu leisten. Die Menge an Energie, die Sie benötigen, ist also je nach Aktivität und Tag verschieden. An einem Urlaubstag am Strand mit kurzen Wegen zum Buffet fällt die Energiebilanz in der Regel anders aus als an einem stressigen Arbeitstag in der Firma oder auf einer Geschäftsreise, bei der sich der Körper zusätzlich an unterschiedliche Zeitzonen anpassen muss. Zum Leistungsumsatz zählen natürlich auch Freizeitaktivitäten. Und genau hier können Sie bewusst auf Ihren Kalorienverbrauch Einfluss nehmen und entscheiden, wie Ihre Energiebilanz am Ende des Tages ausfällt. Sie sehen also, Sie haben vieles selbst in der Hand!

Essrhythmus

Ein gesunder Essrhythmus trägt zum Wohlbefinden bei. Dieser kann jedoch für jeden von uns unterschiedlich aussehen, denn eine optimale Variante, die für jeden Gültigkeit hat, gibt es nicht. Bis vor wenigen Jahren wurden fünf kleine bis mittelgroße statt wie zuvor üblich drei große Mahlzeiten am Tag propagiert. Lange Zeit lag die Betonung zudem auf dem Frühstück, sodass sich Menschen, die morgens nicht so gut in sich hineinschaufeln können, fragten, ob sie unter dieser Voraussetzung auch ein gesundes Leben führen können. Wenn Sie zu dieser Gruppe gehören, kann ich Sie beruhigen: Sofern es Ihnen dabei gut geht und Sie sich leistungsfähig fühlen, spricht nichts dagegen, das Frühstück auszulassen.

Heute geht man sogar dazu über, dem Magen, der anatomisch gesehen ein großer, starker Muskel ist, eine Erholungspause zu gönnen und bewusst für die Dauer der Nacht und darüber hinaus auf Nahrungsaufnahme zu verzichten. Die populärste Variante des sogenannten Intervallfastens, das nach näherer Betrachtung kein Fasten im klassischen Sinne ist, ist die 16/8-Methode. Dabei wird innerhalb von acht Stunden die gleiche Menge an Nahrung aufgenommen wie gewohnt, unter Umständen in etwas dichteren Zeitabständen, um dann wiederum 16 Stunden komplett auf Nahrung zu verzichten. Dieser Ansatz ist durchaus sinnvoll, denn bewusste Esspausen sind für den Körper wichtig, weil dabei diverse Regenerationsprozesse verbessert werden. Zudem steigt die Insulinsensitivität, die Empfindlichkeit der Körperzellen gegenüber dem Botenstoff Insulin. Das hat wiederum zur Folge, dass Fettzellen, besonders in Kombination mit Bewegung, leichter angezapft werden können.
Wie genau Sie den Rhythmus gestalten und letztendlich in den Alltag integrieren, das entscheiden Sie allerdings selbst. Vielleicht passt für Sie die 13/11-Variante am besten. Damit haben Sie locker Ihre angestrebte Rendite von 80 Prozent erreicht. Probieren Sie aus, was Ihnen guttut, und tasten Sie sich intuitiv an einen möglichst regelmäßigen Ablauf heran, der Ihr Wohlbefinden steigert und langfristig zu Ihrem Wohlfühlgewicht beiträgt.

Reflektieren Sie Ihr Essverhalten und lenken Sie Ihre Aufmerksamkeit auf drei Bereiche, die Sie verbessern möchten. Berücksichtigen Sie dabei auch Ihre Energiebilanz und finden Sie einen für Sie passenden Essrhythmus. 30

2.2 Bewegung

Körperliche Aktivität wirkt sich positiv sowohl auf den Körper als auch auf den Geist aus. Wenn wir uns regelmäßig bewegen, verbessern wir die Fließeigenschaft unseres Blutes und der Lymphflüssigkeit. Andernfalls können im Körper Ödeme entstehen, vor allem dann, wenn wir zum Beispiel auf Reisen sind und lange im Flieger, im Auto oder in der Bahn sitzen. Dann schwellen unsere Füße an, wenn wir nicht von Zeit zu Zeit durch gezielte Fußbewegungen die Venenpumpe aktivieren.

Durch Bewegung stärken wir außerdem unser Herz, unsere Knochen und das Immunsystem. Damit senken wir das Risiko eines Herzinfarkts und beugen Osteoporose und Autoimmunerkrankungen vor – und das ist nur ein Auszug dessen, was im Organismus an gesundheitsförderlichen Prozessen geschieht. Wir erhöhen also unsere Chancen auf ein langes Leben und tragen zum eigenen Wohlbefinden bei.

Wer sich fit hält, kann sich seine Leistungsfähigkeit bis ins hohe Alter erhalten, denn Bewegung ist ein perfektes Anti-Aging. Auch die Psyche profitiert von regelmäßiger Bewegung. Zahlreiche Studien beweisen, dass besonders Ausdauertraining davor schützt, eine Depression zu entwickeln, und, wenn es schon zu spät ist, für viele besser wirkt als ein Antidepressivum.

Auf Bewegung programmiert

Unser Körper ist seit Urzeiten auf Bewegung programmiert. Gerade in der heutigen Zeit, in der wir nicht mehr auf die Jagd gehen, sondern viel sitzen und uns wenig bewegen, brauchen wir körperliche Aktivität mehr denn je. Gelingt es uns nicht, mit unserem evolutionären Erbe in Einklang zu kommen, werden wir krank. Viele Menschen unterschätzen diesen Zusammenhang, verbringen den größten Teil ihres Tages körperlich inaktiv und powern nur ihren Geist aus. Dadurch entsteht nicht nur ein Ungleichgewicht, sondern auch eine innere Anspannung. Kommt noch Stress hinzu, ohne dass die Möglichkeit, den Stresspegel körperlich abzubauen, gegeben ist, sind ein mentaler Leistungsabfall und mangelnde Motivation vorprogrammiert. Erst bei körperlicher Aktivität wird das Stresshormon Cortisol abgebaut. Es lohnt sich also, nach einem harten Tag im Büro, an der Kasse oder in der Schule eine Runde durch den Park zu joggen oder wenigstens zügig zu gehen.

Tipp: Bewegung an der frischen Luft wirkt sich besonders positiv auf die Psyche aus. Sie belebt unsere Sinne und lässt uns in den verschiedenen Naturlandschaften die Fülle des Lebens erfahren.

Laut den aktuellen Empfehlungen der Weltgesundheitsorganisation (WHO) sollten Erwachsene im Alter von 18 bis 64 Jahren wöchentlich ein Mindestmaß an moderatem Ausdauertraining (mittlere Intensität) im Bereich von 150 Minuten oder 75 Minuten intensiver körperlicher Tätigkeit absolvieren. Viele Sportwissenschaftler fordern allerdings das Doppelte. Letztendlich ist jeder Schritt wertvoll und jede Bewegungsminute trägt zu Ihrer Gesundheit bei. Außerdem sind auch Kraft-, Dehn- und Balanceübungen sinnvoll, da sie für die notwendige Stabilität und Flexibilität sorgen und zusätzlich unsere Körpersinne trainieren. Da bietet sich „betreute Bewegung" in einem Fitness- oder Gesundheitsstudio nahezu an. Schauen sich jedoch das Studio und das Klientel dort gut an, bevor Sie einen Vertrag abschließen. Stellen Sie alle Fragen, die Ihnen in Bezug auf die Betreuung am Herzen liegen, und erst wenn Sie das Gefühl haben, mit Ihrem Anliegen und Ihren Bedürfnissen am richtigen Ort zu sein, sagen Sie zu. Sorgen Sie dafür, dass Sie niemals zur „Karteileiche" werden.

Sollte eine Mitgliedschaft im Fitnessstudio jedoch nicht Ihre Wahl sein, nehmen Sie alternativ die folgende Übung in Angriff:

Übung – Bewegungsbarometer

Schauen Sie sich Ihren Alltag ganz bewusst an: Wo können Sie mehr Bewegung einbauen? Wie viel Zeit können Sie täglich oder wöchentlich dafür aufbringen und welche Bewegungsformen kommen für Sie infrage? Notieren Sie sich ruhig ein paar Stichpunkte dazu. Das wird Ihnen helfen, in Fahrt zu kommen. Hier noch ein paar Reflexionsfragen zur Anregung:

- Sind Sie in Bezug auf körperliche Aktivität eher ein Teamplayer oder ein Einzelgänger? Und welchen Schluss können Sie daraus ziehen?
- Wenn Sie ein Bewegungsmuffel sind oder aktuell körperlich etwas eingeschränkt, dann wollen Sie es vielleicht sportlich eher sanft angehen. Oder trauen Sie sich durchaus zu, ein bisschen mehr auf das Gaspedal zu treten, um so richtig ins Schwitzen zu kommen?
- Brauchen Sie Motivation von außen und sehen sich daher tendenziell in einem Verein gut aufgehoben oder genießen Sie es, bei Wind und Wetter allein draußen zu sein?
- Gehen Sie beim Sport eher ein Wagnis ein und möchten neue Bewegungsformen ausprobieren oder bevorzugen Sie die klassischen Übungsformen wie Joggen, Walken, Schwimmen oder Radfahren?

Wofür Sie sich auch immer entscheiden, probieren Sie es aus, und wenn es Ihnen guttut – selbst wenn es Sie zunächst etwas Überwindung kostet, ins Rollen zu kommen –, bleiben Sie dran. Schließen Sie mit sich selbst einen Pakt und belohnen Sie sich gern für eine zusätzliche Bewegungseinheit – vielleicht nicht gleich mit einer Tafel Schokolade, sondern mit einem selbst gemachten Smoothie oder einem Saunagang hinterher.

Fordern Sie sich regelmäßig heraus, indem Sie zum Beispiel das Tempo der Bewegung variieren oder steigern oder die Strecke, die Sie zurücklegen, verlängern. Es dauert nicht lange, bis sich die ersten positiven Auswirkungen einstellen und sich Ihre Leistungsfähigkeit erhöht. Das wird Ihre Motivation sicher „pushen".

Mehr Bewegung im Alltag

Hier noch ein paar Empfehlungen, um den Alltag bewegungsfreundlicher zu gestalten:

1. Nutzen Sie öfter mal die Treppe statt die Rolltreppe oder den Aufzug.
2. Telefonieren Sie nach Möglichkeit im Stehen oder noch besser im Gehen.
3. Wenn der Kaffee morgens durchläuft, machen Sie währenddessen ein paar Liegestütze an der Arbeitsplatte oder an der Wand, statt bloß neben der Kaffeemaschine zu stehen und zu warten.
4. Sollten Sie berufsbedingt viel am Schreibtisch und vor dem PC sitzen, stehen Sie öfter auf, dehnen Sie sich und entspannen Sie für einen Moment bewusst Ihre Augen, indem Sie sie schließen und dabei tief durchatmen.
5. Wechseln Sie zwischen Sitzen, Stehen und Gehen ab, sofern sich das in Ihren Alltag einbauen lässt. Meist ist mehr möglich, als wir uns spontan eingestehen. Sobald der Wille greift, kommt es häufig zu einem Perspektivwechsel, und plötzlich entstehen viele Möglichkeiten.

6. Nutzen Sie Ihre Mittagspause aktiv, vielleicht für einen kurzen Spaziergang oder ein „Treppen-Work-out".
7. Denken Sie darüber nach, einen Hund in Ihr Leben zu integrieren. Und wenn das nicht infrage kommt, leihen Sie sich einen von Freunden oder Nachbarn und gehen mit ihm Gassi.
8. Parken Sie öfter mal etwas weiter von Ihrem Zielort entfernt oder steigen Sie eine Haltestelle früher aus, um den restlichen Weg zu Fuß zu gehen.
9. Nutzen Sie Fitness-Apps oder -Tracker, die Sie regelmäßig daran erinnern, sich zu bewegen.
10. Nach dem Motto „walk & talk" verabreden Sie sich öfter zu einem Spaziergang statt zum Kaffeetrinken oder versuchen zumindest, beides miteinander zu verbinden.

Körperliche Aktivität wird nicht nur zur Prävention und Rehabilitation, sondern zunehmend auch bei vielen Erkrankungen als Therapie empfohlen, mit der gute Erfolge erzielt werden. Daraus entwickelte sich sogar der Ansatz, Bewegung auf Rezept zu verordnen (Löllgen, H., et al.). Vielfach werden deren positive Auswirkungen auf somatische und psychosomatische Funktionen mit der Wirkung eines Medikaments gleichgesetzt.

Exekutive Funktionen

Erfolg im Beruf lässt sich durch Bewegung trainieren! Diese Behauptung versetzt Sie vielleicht in Staunen, aber es ist wirklich wahr. In seinem brillanten Buch

„Sport macht schlau“ beschreibt Frieder Beck, wie das funktioniert, und stützt sich dabei auf die Erkenntnisse der Neurowissenschaftlerin Adele Diamond von der University of British Columbia im Hinblick auf die exekutiven Funktionen (EF). Zu den EFs zählen drei Kernkompetenzen:

1. das Arbeitsgedächtnis,
2. die Inhibition, die uns in die Lage versetzt, spontane Impulse zu unterdrücken und unsere Aufmerksamkeit willentlich zu lenken,
3. und die kognitive Flexibilität.

Erst durch ihr Zusammenspiel bildet sich die Fähigkeit der Selbstregulation heraus und damit die bewusste und gezielte Steuerung von Aufmerksamkeit, Verhalten und Emotionen. Selbstregulation ist ein wichtiger Faktor in Bezug auf unsere Gesundheit und mitverantwortlich für unseren beruflichen und privaten Erfolg.

Und jetzt wird es spannend: Die exekutiven Funktionen lassen sich trainieren, laut Beck am effektivsten durch Bewegung. Der Grund dafür ist die Beobachtung, dass die Bereiche des Hirns für Motorik (Bewegung) und Sensorik (Wahrnehmung) gleichzeitig aktiviert und somit geformt werden. Eine faszinierende Erkenntnis, die uns verstehen lässt, auf welche Weise körperliche Aktivität unser geistiges Potenzial fördert. Es wird deutlich, dass sich unsere kognitiven Fähigkeiten ohne Bewegung nicht optimal ausbilden können. Tatsächlich gibt es Untersuchungen, die beweisen, dass unser Ge-

hirn wie ein Muskel reagiert und durch einen Mangel an Bewegung und damit fehlende Aktivierung und Stimulation mit der Zeit schrumpft.
Sie wissen also jetzt, was Sie zu tun haben. Am besten Sie legen das Buch kurz aus der Hand und gönnen sich eine (kurze) Bewegungseinheit, um dann wieder mit voller Aufmerksamkeit weiterzulesen.

Rückengesundheit

In den reichen Industrienationen gehören Rückenbeschwerden seit Langem zu den verbreitetsten Zivilisationskrankheiten. Für die Betroffenen gehen sie häufig mit Schmerzen und einer reduzierten Lebensqualität einher, sie sind kostenintensiv und ihre genaue Ursache ist trotz der modernen Möglichkeiten schwer zu diagnostizieren. Viele Experten betrachten währenddessen unseren bewegungsarmen Alltag mit Sorge, benennen Sitzen als eigenständiges Gesundheitsrisiko und warnen davor, dass unsere Kinder den ungesunden Lebensstil kopieren.
Was aber haben gerade Rückenbeschwerden mit dem vielen Sitzen zu tun? Da die Haltung beim Sitzen in der Regel sehr einseitig ist und das Bewegungsausmaß der Gelenke gering ausfällt, kommt es zu Verkürzungen der Muskulatur. Meist sind der Hüftbeuger, der über die Leiste zieht, die Bauch- und Brustmuskeln betroffen. Daraus ergeben sich gesteigerte Zug- und Druckverhältnisse in der Wirbelsäule sowie Bewegungseinschränkungen. Damit gehen häufig Schmerzen einher, die lang-

fristig zu ernsthaften Problemen führen können. Leider neigen die Betroffenen aufgrund der Beschwerden zum Schonverhalten, was wiederum die Bewegung reduziert und unter Umständen in einen Teufelskreis führt. Roland Liebscher-Bracht beschreibt in seinem Bestseller „Deutschland hat Rücken" ebendiesen Prozess und bezeichnet das Einnehmen einer Schonhaltung als „Schmeicheln der eigenen Verkürzungen".

In diesem Fall sollten Sie sich gezielt und konsequent bewegen, statt darauf zu warten, dass sich die Beschwerden von selbst auflösen. Im Akutfall gehen Sie unbedingt zum Arzt, zu einem erfahrenen Heilpraktiker für Physiotherapie oder einem von Liebscher-Bracht ausgebildeten Therapeuten und lassen sich untersuchen. Beachten Sie am Arbeitsplatz und in der Freizeit ergonomische Grundsätze und verrichten Sie Alltagstätigkeiten wie zum Beispiel das Heben und Tragen schwerer Gegenstände stets rückenschonend. Zahlreiche Hinweise dazu und Wissenswertes zur Anatomie und Physiologie der Wirbelsäule finden Sie in meinem Buch „Selbstfürsorge 4.0: Wer gut für sich sorgt, kann sein Bestes geben". Schmerzfreiheit und Gesundheit liegen lebenslang in Ihrer Hand, denn über Bewegung können Sie enorm viel dazu beitragen, dass es Ihnen und Ihrem Rücken gut geht.

Übung – Sitz- und Bewegungsprotokoll

Hand aufs Herz – wie viele Stunden am Tag sind Sie in Bewegung, wie viele Stunden sitzen und wie viele stehen oder liegen Sie? Orientieren Sie sich dabei gern an den vergangenen 24 Stunden, sofern sie typisch für Ihr Alltagsverhalten waren, und zählen Sie auch das Sitzen im Auto oder in der Straßenbahn auf dem Weg zur Arbeit, die Bewegung im Garten beim Unkrautjäten oder die Zeit, die Sie mit dem Hausputz verbringen, mit.

Sitzen: ________________ Stunden

Stehen:________________ Stunden

Liegen: ________________ Stunden

Bewegung: _____________ Stunden

Nun sehen Sie schwarz auf weiß, welche Tätigkeit überwiegt. Stellen Sie sich jetzt die Frage, ob Sie das Sitzen – falls es die meiste Zeit einnimmt – verteilt über den Tag durch Bewegung oder sportliche Aktivität ausgleichen können.
Um einen annähernd fairen Ausgleich zwischen Inaktivität (Sitzen/Stehen/Liegen) und Aktivität (Bewegung) zu schaffen, brauchen wir erfahrungsgemäß ein Verhältnis von drei zu eins, das heißt drei Stunden Sitzen und eine Stunde Bewegung. Erreichen Sie dies nicht, liegt vermutlich etwas im Argen und Ihr Körper wird sich früher oder später bei Ihnen melden. Dabei liegt es mir fern, Ihnen Angst zu machen. Ich möchte Sie lediglich für die Notwendigkeit, sich ausreichend zu bewe-

gen, sensibilisieren. Im Grunde ist nichts einfacher als das, und Bewegung bringt den größten gesundheitlichen Nutzen!

Regelmäßige Aktivität verbessert die Selbstregulation und wirkt sich positiv auf die somatischen und psychosomatischen Funktionen aus. Betrachten Sie die Vorgaben der WHO – 150 Minuten moderate oder 75 Minuten intensive körperliche Tätigkeit pro Woche – als Richtwert, wobei jede Bewegungsminute zur Steigerung Ihrer Gesundheit und Ihres Wohlbefindens beiträgt. 30

2.3 Entspannung

Es gibt immer zwei Seiten einer Medaille. So hat Stress sowohl eine negative als auch eine positive Seite. Wir brauchen im Alltag Anspannung und Entspannung, Herausforderung und Ruhe, Aufregung und Gelassenheit. Wie immer im Leben: Die richtige Mischung macht´s, und die ist für jeden von uns individuell verschieden. Zu viel Stress kann im Extremfall zur Überforderung und in ein Burn-out führen; ein Zustand dauerhafter, insbesondere beruflicher Unterforderung und Langeweile kann das Gegenteil bewirken und das Bore-out-Syndrom auf den Plan rufen. Erstaunlicherweise sind die Symptome von Burn- und Bore-out sehr ähnlich.

Durch das hohe Tempo, das heute nahezu allerorts herrscht, und die Maßnahmen, die im Arbeitsleben damit im Zusammenhang stehen, fühlen sich die meisten eher angetrieben und in den Zustand der Hetze und Überlastung versetzt. Damit gewinnt das Thema Entspannung zum Ausgleich und zur bewussten Stressreduktion entscheidend an Bedeutung. Viele Menschen, mit denen ich in meinen Seminaren und Coachings zu tun habe, kennen den Zustand der inneren Ruhe und Ausgeglichenheit kaum noch, jedenfalls können sie ihn nicht ohne Weiteres reproduzieren, selbst am Feierabend nicht. Sie fühlen sich angetrieben und stehen ständig unter Druck. Wenn es Ihnen ebenso geht, lesen Sie sich dieses Kapitel aufmerksam durch und überlegen Sie, was Sie in welcher Dosis verändern können.

Entspannungstechniken gibt es viele

Finden Sie die für Sie richtige! Das liest sich einfacher, als es in der Umsetzung ist. Wenn Sie noch mit keiner Entspannungstechnik vertraut sind, sollten Sie ernsthaft überlegen, sich einer Methode zuzuwenden, die sich für Sie stimmig anfühlt, innere Ruhe und den Zustand der Gelassenheit in Ihnen erzeugt und sich in Ihren Alltag optimal integrieren lässt. Dazu habe ich Ihnen einige Möglichkeiten zusammengestellt:

Autogenes Training

Autogenes Training verfolgt das Ziel, in Stresssituationen durch Autosuggestionen rasch in die Entspannung zu wechseln. Dabei wird zuvor durch Wiederholung bestimmter Suggestionen der Zustand der Entspannung eingeübt. Dieser Zustand kann dann mithilfe bestimmter Sätze, wie zum Beispiel „Ich bin ruhig und gelassen; mein Atem fließt tief und gleichmäßig", wiederhergestellt werden.

Progressive Muskelrelaxation

Gleiches Ziel, aber eine andere Technik: In der Progressiven Muskelrelaxation lernt der Übende durch bewusstes An- und Entspannen von Muskelgruppen den jeweiligen Zustand kennen. Sobald ihm im Alltag bewusst wird, dass der Körper aufgrund von Stress mit Anspannung reagiert, kann er den Prozess körperlich umkehren und dabei auch den Geist positiv beeinflussen.

Achtsamkeitstraining

Das Achtsamkeitstraining schult in erster Linie die Selbstwahrnehmung und generiert durch diverse körperliche und mentale Übungen eine tiefe Entspannung. Je besser wir unsere Gedanken, Gefühle und die daraus resultierenden Handlungsmuster kennen, desto leichter fällt es uns, sie bewusst zu steuern und zu unserem Wohle zu verändern. Damit ist Achtsamkeitstraining eine ganzheitliche Technik, die viele wertvolle Impulse aus der Kognitionswissenschaft übernommen hat und heute sehr aktuell ist. Eines der bekanntesten Konzepte ist das Mindfulness-Based-Stress-Reduction-Programm (MBSR) von Jon Kabat-Zinn.

Yoga

Yoga ist Achtsamkeit in Bewegung. Obwohl es weltweit zahlreiche Yogastile gibt, haben sich in Europa besonders zwei etabliert: der Hatha-Yoga, der einen Ausgleich zwischen An- und Entspannung anstrebt, und der Kundalini-Yoga, eine eher spirituelle Variante, die den Atem als Lebensenergie in den Vordergrund stellt. Eine Probestunde lohnt sich. Lassen Sie sich die Gepflogenheiten der Institution, für die Sie sich entschieden haben, zuvor erläutern und steigen Sie am besten in einen Anfängerkurs ein, sofern Sie keine Vorerfahrung haben. Yoga ist eine wunderbare Übungspraxis, die den Körper mit dem Geist verbindet und auch die Seelenimpulse nicht außer Acht lässt.

Qigong

Sollten Sie sich jedoch mehr für Kampfkünste interessieren, ist vielleicht Qigong für Sie die richtige Wahl. Hier werden langsame Bewegungsabläufe mit Meditations- und Konzentrationsübungen kombiniert, um ähnlich wie im Yoga den Körper in Einklang mit dem Geist zu bringen. Angestrebt wird dabei die Harmonisierung und Regulierung des „Chi"-Flusses, das heißt der Lebensenergie, die eine wichtige Rolle im Prozess der Gesundheit spielt.

Meditation

Auch Meditationsformen gibt es viele. Meditation kann in Kombination mit bestimmten Bewegungsformen geübt werden oder auch völlig losgelöst davon. Besonders bekannt ist das Zazen, eine Meditationstechnik aus dem Zen-Buddhismus. Dabei versucht man in einer betont aufrechten Sitzhaltung den Geist zur Ruhe zu bringen. Der Fokus einer Meditation kann sehr unterschiedlich sein. Häufig ist es der eigene Atem, es kann aber auch die Flamme einer Kerze sein, auf die der Übende seine Aufmerksamkeit richtet. Für Menschen, die im Laufe des Tages ohnehin viel sitzen und sich grundsätzlich gerne bewegen, eignet sich Meditation in Bewegung besonders gut. Dazu zählt Gehmeditation in geschlossenen Räumen oder in der Natur ebenso wie Tanz- oder Schüttelmeditation.

Einen meditativen Zustand können wir allerdings auch durch das Verrichten alltäglicher Tätigkeiten erreichen. Er zeichnet sich durch eine klare und bewusste Präsenz und einen entspannten Geisteszustand aus. Dieser kann auch durch informelles Tun erreicht werden, etwa beim Bügeln oder Unkrautjäten.

Weitere Wege, um zu entspannen

Wer sich weder für eine Technik noch für eine meditative Handlung begeistern kann, dem können vielleicht folgende drei Vorschläge eine Hilfestellung bieten:

1. Nutzen Sie Entspannungsmusik oder geführte Fantasiereisen, um sich vom Alltag zu erholen und kurz abzutauchen.
2. Es gibt wunderbare ätherische Raumdüfte, die Sie in die Entspannung begleiten können.

3. Wenn Sie naturverbunden sind und in den Wiesen, Wäldern oder am Wasser neue Energie tanken, dann schaffen Sie sich regelmäßig Zeit, um dies (ausgiebig) zu tun, sei es beim Spazierengehen oder bei sportlicher Betätigung.

Nichts ist so wichtig wie das Loslassen vom Belastenden, das sich am Tag angestaut hat. Finden Sie Ihren ganz persönlichen Weg, um zu entspannen und Ihren Akku am Ende des Tages oder, was noch besser ist, zwischendurch wieder aufzuladen.

Erholsamer Schlaf

In der heutigen Zeit leiden immer mehr Menschen an Schlafstörungen. Dabei sollte der Schlaf die Zeit der Erholung und damit der Regeneration von Körper, Geist und Seele sein. Ursachen von Schlafstörungen gibt es sicher viele. Sie liegen zum Teil ohne Zweifel in der Handhabung digitaler Medien, insbesondere vor dem Zubettgehen oder während der Nacht. Dabei sollte das Schlafzimmer kein Multimediaraum sein und das Smartphone nicht auf dem Nachtisch liegen. Das blaue Licht, das die Geräte ausstrahlen, beeinflusst die Ausschüttung des Schlafhormons Melatonin negativ, was zu Einschlaf- oder Durchschlafstörungen führen kann. Hersteller vieler Geräte haben inzwischen reagiert und stellen sogenannte Nachtmodi zur Verfügung, die Sie in der Regel unter „Einstellungen“ aktivieren können. Damit wird das rote Farbspektrum angehoben, die Hellig-

keit des Displays reduziert oder der Bildschirm auf einen Sepia-Farbton umgestellt.
Sowohl die Schlafdauer als auch die Schlafqualität sind essenziell für das körperliche und geistige Leistungsvermögen. Daher möchte ich Sie an dieser Stelle mit den 10 Regeln der Schlafhygiene vertraut machen, die zu einem erholsamen Schlaf beitragen können:

1. Gehen Sie jeden Abend etwa zur gleichen Zeit zu Bett und stehen Sie jeden Morgen etwa zur gleichen Zeit auf. Finden Sie Ihren Rhythmus und die passende Schlafdosis, um erholt in den Tag zu starten.
2. Lassen Sie den Tag entspannt ausklingen. Verrichten Sie vor dem Schlafengehen keine anstrengenden geistigen oder körperlichen Tätigkeiten.
3. Eine angenehm kühle Zimmertemperatur (max. 20 °C) ist nachts von Vorteil und es empfiehlt sich, den Raum vor dem Schlafengehen kurz durchzulüften.
4. Im Schlafzimmer sollten sich kein Fernseher und keine digitalen Eingabegeräte befinden. Schalten Sie nachts die WLAN-Sender in Ihrer Wohnung ab, denn der allgegenwärtige Elektrosmog steht im Verdacht, die Gesundheit zu beeinträchtigen.
5. Schalten Sie Geräuschquellen nach Möglichkeit aus, dunkeln Sie den Raum ab.
6. Machen Sie es zu einem Ritual, den Tag zum Beispiel mit einer Meditation, einer Entspannungsübung oder einem Spaziergang abzuschließen.
7. Sie sollten weder hungrig noch mit vollem Magen ins Bett gehen.

8. Koffeinhaltige Getränke und Zigaretten kurz vor der Nachtruhe können den Schlaf negativ beeinflussen. Falls Sie dies bei sich selbst beobachten, sollten Sie unbedingt darauf verzichten.
9. Schauen Sie nachts nicht auf den Wecker. Denn das wirft häufig den Gedankenmotor an.
10. Schlaf ist ein natürlicher physiologischer Prozess und bedarf keiner Anstrengung. Falls Sie mit Ihrer Schlaflosigkeit ringen, dann nehmen Sie Ihren Kampf achtsam wahr und lassen dann bewusst los.

Wie viel Schlaf wir tatsächlich brauchen, differiert stark. In der Regel reicht den meisten Erwachsenen ein Schlafpensum von sieben bis acht Stunden aus. Wichtiger noch als die ideale Dauer ist die Schlafqualität. Wenn Sie erholt aufwachen, dann machen Sie vermutlich alles richtig. Ist dies nicht der Fall, dann sollten Sie einen Blick auf Ihre Matratze, Ihr Kissen und Ihre Bettdecke werfen. Eine herkömmliche Matratze ist spätestens nach zehn Jahren durchgelegen und sollte erneuert werden. Das Kissen und die Bettdecke sollten im günstigsten Fall ein Bio-Siegel tragen.

Tipp: Ob Sie sich für eine Kaltschaum-, eine Latexmatratze oder ein Federkernmodell entscheiden sollten, hängt von diversen Faktoren ab: von Ihrer Körpergröße, Ihrem Gewicht, Ihren Schlafgewohnheiten (Bauch-, Rücken- oder Seitenschläfer), aber auch von der Überzeugungskraft des Verkäufers. Lassen Sie sich vor einem Kauf fachmännisch beraten.

Wer an Schlafmangel leidet und trotzdem vorgibt, gut zu funktionieren, dem sei gesagt, dass dies langfristig ein völlig falscher Ansatz ist. Machen Sie es anders und nehmen Sie sich den Schlaf, den Sie brauchen, denn in diesem Zusammenhang greift die Pareto-Regel nicht!

30

Zu einem gesunden Lebensstil gehört weitaus mehr als nur der Blick auf Ernährung, Bewegung und Entspannung, dennoch sind dies die klassischen Schnittstellen zu mentaler und seelischer Gesundheit. Betrachten Sie die drei Bereiche als eine Must-have-Anlage und wählen Sie eine sinnvolle Strategie, um diesen „Basisfonds" langfristig mit viel Sorgfalt zu verwalten.

- ***Reflektieren Sie zunächst Ihr Essverhalten und nehmen Sie bei Bedarf Korrekturen vor.***
- ***Um Bewegungsdefizite aufzudecken, erstellen Sie ein Sitz- und Bewegungsprotokoll und sorgen Sie bei Bedarf für mehr Bewegung in Ihrem Alltag.***
- ***Suchen Sie sich eine Entspannungstechnik aus, die Sie einüben und regelmäßig praktizieren, oder wählen Sie eine informelle Methode.***
- ***Sollten Schlafstörungen Ihre Baustelle sein, dann beachten Sie die Regeln für eine angemessene Schlafhygiene.***

30 MINUTEN

3. Mentale Gesundheit

Psychische Gesundheit beinhaltet sowohl individuelle Faktoren als auch soziale Aspekte des Zusammenwirkens zwischen dem Menschen und seiner Umwelt. Damit wird dieser Bereich zu einem Themenfeld - und gleichzeitig zu einem Themenfonds, um bei unserem Vergleich zum Vermögensaufbau zu bleiben - mit zahlreichen Schnittstellen zur körperlichen und seelischen Gesundheit. Auch hier hat jeder von uns seine ganz persönlichen Baustellen. Ich möchte drei Teilbereiche herausgreifen und Ihnen die wesentlichen Zusammenhänge darstellen, damit Sie in Zukunft wissen, wo Sie anknüpfen können, wenn es darum geht, sich gelassener und selbstbestimmter im Alltag zu erfahren und eine positive innere Grundhaltung zu kultivieren. Aus meiner Erfahrung im Training und Coaching kann ich berichten, dass genau diese drei Bereiche oft die Wurzel des Übels sind und es einen großen Unterschied bewirken kann, sich dort als gut aufgestellt zu erfahren – eben die besagten 20 Prozent, die am Ende zu 80 Prozent des Ertrags führen.

3.1 Gelassenheit

Aufgrund der hohen Arbeitsbelastung, unerwarteter Konflikte mit Familie, Freunden oder Kollegen sowie kleiner und großer Alltagsärgernisse fällt es vielen von uns schwer, das innere Gleichgewicht zu bewahren und stets mit innerer Ruhe und Besonnenheit zu reagieren. Das muss auch nicht immer so sein. Ab und zu dürfen Sie Ihrem Ärger freien Lauf lassen, nur sollte das gut überlegt und am besten die Ausnahme sein. Wesentlich sinnvoller ist es, sich auf die wirklich wichtigen Dinge zu konzentrieren, um gerade in schwierigen Situationen angemessen zu reagieren. Das lässt Sie nicht nur nach außen hin souveräner auftreten, sondern hilft Ihnen auch, mit Ihrer Energie bewusst umzugehen und sie nicht unnötig zu verpulvern.

Gelassenheit gehört zu einem gesunden Lebensstil unbedingt dazu. Manche haben sie von Geburt an, andere müssen sie erst noch lernen. Dabei ist Gelassenheit keineswegs mit Gleichgültigkeit gleichzusetzen, denn Letztere zeugt von Desinteresse. Ziel ist nicht, alles teilnahmslos an uns abprallen zu lassen wie an einer Wand, sondern es vielmehr entspannt durch uns hindurchfließen zu lassen, um das zu filtern, was unsere Aufmerksamkeit wirklich erfordert. Und das ist oft deutlich weniger, als es auf den ersten Blick erscheint. Achtsamkeit, also fokussierte Aufmerksamkeit im Hier und Jetzt, kann uns dabei eine wertvolle Hilfe sein. Sie verleiht uns Bodenhaftung und lässt uns eine objektive

Perspektive einnehmen, aus der heraus sinnvolles Abwägen und Reagieren möglich wird. Wir lernen, das eigene Denken und Fühlen zu beobachten, und werden in die Lage versetzt, alles in Relation zu sehen und uns selbst neu auszurichten.

Übung – Begrenzte Energieressourcen

Nutzen Sie zunächst überschaubare Stresssituationen oder Wartezeiten, bei denen Sie tendenziell zur Ungeduld neigen, als Übungsszenario, wie beispielsweise einen Stau oder eine freche Bemerkung eines Kollegen. Machen Sie sich schon im Vorfeld bewusst, dass Ihre Energie an jedem Tag begrenzt ist. Fragen Sie sich im entscheidenden Moment, wie wichtig Ihnen das aktuelle Ärgernis wirklich ist und wie viel Kraft Sie dort hineinstecken möchten.
Wenn Sie an sich selbst bereits die ersten Stressanzeichen bemerken (Anspannung, Wut, Kraftausdrücke, die Ihnen auf der Zunge liegen), atmen Sie zunächst mindestens drei Mal tief durch die Nase ein und aus, nehmen Ihre Gedanken bewusst wahr und auch den ersten Impuls, der in Ihnen auftaucht. Prüfen Sie gleichzeitig für sich selbst, ob es das ist, was Sie sagen oder tun möchten, und wie die mögliche Konsequenz aussehen könnte. Oft wird einem spätestens dann klar, dass sich eine intensive Auseinandersetzung nicht lohnt oder dass das gewohnte Vorgehen in diesem Zusammenhang nicht das beste Mittel ist. In diesem Fall richten Sie sich neu aus und tun bewusst das, was Ihnen sinn-

voll und richtig erscheint. Da Sie, um bei unserem Beispiel zu bleiben, den Stau nicht beeinflussen können, machen Sie Musik an und singen laut mit oder rufen vom Auto aus einen Freund an.
Je öfter Sie auf diese Weise mit unangenehmen Situationen umgehen, desto gelassener werden Sie und stärken sich Schritt für Schritt für die großen Herausforderungen, die uns manchmal den letzten Tropfen Öl aus dem Tank abverlangen.

Tipps für mehr Gelassenheit

Ein absoluter Stresskiller und damit eine der besten Strategien für mehr Gelassenheit im Alltag ist Humor. Folgende Empfehlungen eignen sich als Wunderwaffe:

- Nehmen Sie sich selbst nicht so wichtig und lernen Sie, über Ihre eigenen Fehler zu lachen oder, wenn das nicht klappt, zumindest innerlich zu schmunzeln. Im Business nennt man das „die Etablierung einer positiven Fehlerkultur" – und es ist absolut hip!
- Legen Sie nicht jedes Wort Ihres Gegenübers gleich auf die Goldwaage. Niemand ist perfekt. Auch die anderen haben mal einen schlechten Tag, vergreifen sich im Ton oder wissen ihren Ärger nicht besser zu kanalisieren. Treten Sie souverän auf und antworten Sie mit einem breiten Grinsen statt mit üblen Worten. So bleibt Ihnen mehr Energie für die schönen Dinge des Lebens.
- Bauen Sie Heiterkeit zu Ihrer Kraftquelle aus, die gerade in belastenden Situationen gut verfügbar ist, Sie

entlastet und in eine bessere Stimmung versetzt. Damit wird Ihnen vieles leichter von der Hand gehen.

Kurz gesagt: Lachen Sie oft und viel, besonders zusammen mit anderen! Denn Lachen ist ansteckend und dient der eigenen Psychohygiene.

Gelassenheit entschärft nicht nur schwierige Situationen, sondern hilft uns dabei, souveräner aufzutreten und gut mit unserer Energie zu haushalten. Üben Sie in überschaubaren Stressmomenten, um für die wirklichen Herausforderungen gewappnet zu sein, und nutzen Sie Humor als Strategie für mehr innere Freiheit.

3.2 Selbstbestimmung

Um mehr Selbstbestimmung zu erfahren, sollten Sie zunächst wissen, wo Ihnen diese fehlt und was Sie tatsächlich daran hindert, mehr für sich einzustehen. Viele Menschen klagen über einen Mangel an Selbstbestimmung, sind jedoch nicht bereit, die Initiative zur Veränderung zu ergreifen. Selbstbestimmung hat auch immer etwas mit Selbstverantwortung zu tun. Wenn Sie also mehr selbst bestimmen wollen, müssen Sie bereit sein, die Konsequenzen für Ihr Handeln zu übernehmen, und achtsam Ihre Handlungsspielräume ausloten.

Übung – Räumen Sie den Weg frei!

Wenn Sie sich häufig als fremdbestimmt erfahren, dann kann es an folgenden typischen Stolpersteinen liegen, die sich mit ein wenig Übung beseitigen lassen:

1. Wissen Sie, was Sie sich selbst wert sind?

Auf einer Skala von 0 bis 10, wo würden Sie sich selbst verorten? Sehen Sie sich als das wichtigste Projekt Ihres Lebens oder eher unter ferner liefen?
Unser Selbstwertgefühl hat einen enormen Einfluss auf unsere mentale Gesundheit. Es entscheidet darüber, auf welche Weise wir uns eingebunden in unsere Umwelt erfahren, welche Position wir dort einnehmen und wie wir Tag für Tag mit Herausforderungen umgehen. Menschen mit einem stabilen Selbstwertgefühl kennen ihre Stärken und Schwächen und wissen diese gekonnt als Ressource zu gebrauchen und stetig auszubauen. Sie setzen klare Grenzen, wenn es darum geht, selbstbewusst Nein zu sagen und sich einer zusätzlichen Aufgabe zu entziehen. Dabei bleiben sie meist freundlich und verlieren sich nicht in Ausreden.
Üben auch Sie sich darin, sich als das wichtigste Projekt Ihres Lebens zu begreifen, und sorgen Sie immer gut für sich. Gehen Sie mutig voran, hören Sie auf Ihre Bedürfnisse und lassen Sie es nicht zu, dass andere Sie ausbremsen. Sollten Sie noch an Ihrem Selbstwertgefühl feilen müssen, empfehle ich Ihnen mein Buch „Selbstbestimmung: Raus aus der Fremdbestimmung, rein ins selbstbestimmte Leben – ein Erfolgstraining“.

2. Kennen Sie Ihren inneren Kritiker?

Welchen Einfluss hat bei Ihnen die innere Stimme, die gern unsere Fehler und Schwächen ins Visier nimmt? Haben Sie sich schon einmal damit beschäftigt, welche inneren Überzeugungen in Ihnen schlummern und wie diese Ihre Gedanken und Handlungen beeinflussen? Lassen Sie dieses Thema nicht außer Acht. Bestimmte Glaubenssätze sind so hartnäckig, dass sie uns unsere Ziele und Visionen, die wir alle haben sollten, ordentlich vermiesen können. Reflektieren Sie achtsam, was Ihr innerer Kritiker zu sagen hat, wo er Sie antreibt und wobei er Sie unterstützt. Wie gehen Sie mit seiner Meinung um und worauf basiert diese? Sollte er Ihnen regelrecht im Weg stehen, dann ist die Zeit gekommen, sich mit ihm auszusprechen. Formulieren Sie negative Glaubenssätze in positive um. Genau hier entscheidet es sich, ob Sie eine Aufgabe mit Freude und Leidenschaft in Angriff nehmen oder sie als persönlichen Angriff auf Ihre Person betrachten.

3. Wie steht es um Ihre Intuition?

Wie würden Sie Ihr persönliches intuitives Potenzial beschreiben? Wirft der Begriff „Intuition“ Fragen auf, erzeugt in Ihrem Innern vielleicht sogar einen Widerstand, oder wissen Sie genau, was damit gemeint ist? Intuition stellt eine Verbindung zwischen dem Kopfhirn und dem Bauchhirn da, zwischen der Ratio und den Emotionen. Wir wissen und wir spüren, dass etwas intuitiv richtig oder falsch ist. Leider sind die meisten

Menschen sehr verkopft und können ihre Gefühle nicht so gut wahrnehmen. Dadurch fehlt ihnen diese wertvolle Quelle, was dazu führt, dass sie nur aus der Vernunft heraus und oft gegen die eigenen Bedürfnisse (die sich in den Gefühlen äußern) entscheiden. Auf Dauer entfremden wir uns so von uns selbst und können nicht mehr selbstbestimmt agieren. Schauen Sie sich also diesen Prozess genauer an. Das Kapitel zur seelischen Gesundheit wird Ihnen ebenfalls dabei helfen, wieder ins Fühlen zu kommen. Hören Sie demnach immer öfter auf das, was sich stimmig für Sie anfühlt.

Tipp: Erstellen Sie eine Liste mit den Themen, bei denen Sie sich als fremdbestimmt erleben, und priorisieren Sie diese. Gehen Sie beherzt und mutig ans Werk und lösen Sie sich Schritt für Schritt von den Meinungen und Erwartungen anderer. Es gibt nichts Gutes, außer man tut es. Und diesmal tun Sie es ganz für sich selbst.

30 *Allzu oft wenden wir aufgrund von Erwartungen anderer den Blick von unserem Leben ab, um zu gefallen oder Konflikte zu vermeiden. Dabei haben wir auch unserem eigenen Leben gegenüber eine Verantwortung. Schauen Sie sich die möglichen Hindernisse auf dem Weg zu mehr Selbstbestimmung genauer an und entscheiden Sie selbst, was Sie daraus machen möchten.*

3.3 Positivität

Die positive Psychologie trägt dazu bei, dass Menschen ihre Potenziale erkennen, ausbauen und gezielt einsetzen, positive Gefühle erleben und sie als Ressource für die eigene Weiterentwicklung nutzen. Die Positivität, die daraus erwächst, steht für eine lösungs- und wachstumsorientierte Grundhaltung. In diesem Zusammenhang ist es wichtig, zu erkennen, ob Sie eher zum Optimismus oder zum Pessimismus tendieren, grundsätzlich gerne verallgemeinern, um dem Negativen mehr Ausdruck zu verleihen, oder in der Lage sind, zu differenzieren und selbst einer negativen Nachricht oder Wendung etwas Gutes abzugewinnen.

Übung – Schulen Sie Ihre Glückswahrnehmung!

Glück hat viel mit einer bejahenden Denkweise und der eigenen Erwartungshaltung und Wahrnehmung zu tun. Ich lade Sie zur Übung dazu ein, in den nächsten zwei Wochen das Glück in den kleinen Dingen zu sehen, statt auf das große Los zu hoffen, wie beispielsweise den Lottogewinn. Kleine Glücksmomente wie eine nette Begegnung, ein gutes Essen, eine positive Nachricht oder ein Lächeln, das Ihnen unerwartet geschenkt wird, können sich wie ein Puzzle zum großen Glück zusammenfügen, wir müssen ihnen nur mehr Beachtung schenken und sie bewusst wahrnehmen.

Achten Sie im Alltag stärker auf Ihre innere Einstellung. Sie prägt Ihre Überzeugungen, die wiederum über Ihr

Verhalten entscheiden. Und Ihr Verhalten lässt Sie gute und schlechte Erfahrungen machen, belegt manche sich selbst erfüllende Prophezeiung und führt am Ende wieder zu einer inneren Einstellung, die Ihr Weltbild vermutlich bestätigt. Richten Sie sich also positiv aus und denken Sie öfter in Chancen statt in Problemen. Wählen Sie positive Formulierungen: Statt „Das kann ich nicht" sagen Sie vielleicht: „Das habe ich nie probiert." Oder noch besser: „Das wäre mal einen Versuch wert!"

Top Ten der positiven Mindset-Verstärker

1. Suchen Sie sich Tätigkeiten aus, die auf Ihre Stärken zugeschnitten sind, statt Ihre Schwächen zu betonen.

2. Setzen Sie sich Ziele, die Sie langfristig glücklich machen. Malen Sie sich aus, wie es sich anfühlt, ein Ziel bereits erreicht zu haben. Das wird Sie zusätzlich motivieren.

3. Denken Sie in Chancen statt in Problemen.

4. Blicken Sie öfter in den Spiegel, um das Schöne und Liebenswerte in sich zu entdecken.

5. Sprechen Sie gut über sich selbst, statt sich klein- und unbedeutend zu machen.

6. Nehmen Sie Komplimente dankend an und erfreuen Sie sich an ihnen.

7. Behandeln Sie sich selbst so, wie Sie eine gute Freundin oder einen guten Freund behandeln würden.

8. Umgeben Sie sich (in Ihrer Freizeit) mit Menschen, die Ihnen guttun und es gut mit Ihnen meinen. Von Zeit zu Zeit ist es sinnvoll, den eigenen Freundeskreis

auf den Prüfstand zu stellen. Grundsätzlich sollte dort das Geben und Nehmen im Gleichgewicht stehen.
9. Lernen Sie von Menschen, die zufrieden und glücklich sind, und meiden Sie nach Möglichkeit solche, die ständig jammern, klagen und lamentieren.
10. Säen Sie Gutes, um sich daran zu erfreuen und damit Sie Gutes ernten können.

Wer positiv denkt, ist offen für Neues und sieht sich nicht als Opfer der Umstände, wenn es mal nicht rundläuft, sondern packt an und handelt. Menschen, denen das gelingt, sind charismatischer, weil man ihnen die positive Einstellung zum Leben regelrecht ansieht.

Mentale Gesundheit ist weitaus mehr als das Fehlen psychischer Beeinträchtigungen und Störungen. Sie spielt, wenn es um die Gesundheitsrendite geht, eine wesentliche Rolle. Drei Themen erweisen sich dabei als besonders wichtig: **30**

- ***Gelassenheit, das heißt innere Ruhe und Besonnenheit in heiklen Angelegenheiten und stürmischen Zeiten.***
- ***Selbstbestimmung, die uns unabhängig macht von Erwartungen und Vorstellungen anderer und uns aus der Falle der Fremdbestimmung herausführt.***
- ***Positivität, eine Haltung, die uns erlaubt, den Blick auf das Gute statt auf das Schlechte zu richten, unsere Glückswahrnehmung steigert und uns in Chancen denken lässt.***

30 MINUTEN

Warum ist das Mitgefühl der Schlüssel zum Herzen?
Seite 72

Welche Rolle spielt der Darm bei der Entscheidungsfindung?
Seite 76

Was hat Sinnfindung mit Trennungskompetenz zu tun?
Seite 79

4. Seelische Gesundheit

In diesem Kapitel erfahren Sie mehr zum Themenfonds, der sich mit seelischer Gesundheit beschäftigt. Als Ihr eigener Fondsmanager entscheiden Sie selbst, ob Sie in alle drei Bereiche investieren möchten oder bereits ein Lieblingsthema haben, von dem Sie sich aktuell die beste Rendite erhoffen. Wenn Sie an Bluthochdruck oder anderen Herz-Kreislauf-Erkrankungen leiden, dann investieren Sie vornehmlich in die Empathie. Wenn Ihr Bauch öfter zum Problem wird, wie es bei etwa 25 Prozent der Menschen der Fall ist, und Sie mit Magen-Darm-Beschwerden zu kämpfen haben, dann ist Intuition Ihre Baustelle – die Interaktion zwischen Darm und Hirn. Sollten Sie jedoch öfter den Sinn und Zweck der harten Bemühungen des Alltags hinterfragen, dann empfehle ich Ihnen, sich auf die Suche nach Ihren Kraftquellen zu begeben, bevor diese ganz versiegen. Wenn Sie sich rundum gut versorgt fühlen und das Gefühl haben, das Thema tangiert Sie nicht, dann lesen Sie quer und prüfen, ob sich das tatsächlich bestätigt. Gar nicht zu investieren, würde Ihre Gesundheitsrendite unter Umständen schmälern.

4.1 Empathie

Gefühle bestimmen unser Leben. Dennoch schenken wir ihnen oft nicht die Beachtung, die sie verdienen. Manchmal nehmen wir sie nicht einmal bewusst wahr. Das ist fatal, denn sie steuern auch unsere Handlungen, die wir dann nicht in Zusammenhang bringen können. Dadurch erfahren wir uns als fremdgesteuert. Nehmen wir dagegen unsere Emotionen und den ersten Handlungsimpuls, der daraus resultiert, achtsam wahr, hilft uns das, den Sinn und Zweck der Handlung zu hinterfragen, bei Bedarf mehr Mitgefühl einfließen zu lassen oder uns neu auszurichten.

Herzensqualitäten und Herzgesundheit

Während Empathie die Fähigkeit beschreibt, sich in andere Menschen hineinzuversetzen, geht das Mitgefühl noch eine Stufe weiter und erlaubt uns, das Gegenüber bewusst wahrzunehmen, im Rahmen unserer Möglichkeiten mitzufühlen, was der andere erlebt, und die Motivation dieser Person zu verstehen. Wenn wir unsere Mitmenschen besser verstehen und begreifen, dass jeder gute Gründe dafür hat, so zu sein, wie er ist, dann können wir mit mehr Verständnis für unterschiedliche Meinungen und Entscheidungen agieren. Empathie ist eine wichtige Ressource, sowohl in Bezug auf uns selbst als auch in Bezug auf die Gemeinschaft, in der wir leben. Sie fordert unser Einfühlungsvermögen, Wohlwollen und unsere Menschlichkeit ein. Dies alles sind wertvolle Herzensqualitäten, somit ist Empathie eng an die Gesundheit unseres Herzens gebunden. Menschen, die ein offenes Herz und damit einen guten Zugang zu den eigenen Gefühlen haben, sind im Alltag wesentlich empathischer als jene, die ihre Emotionen nicht oder kaum benennen können. Letztere laufen Gefahr, ihrem Herzen keine Beachtung zu schenken und die eigenen Herzensimpulse zu überhören, was langfristig zu ernsthaften Beschwerden führen kann, die sich im Körper, allen voran in Herz-Kreislauf-Erkrankungen, manifestieren. Etwa 90 Prozent aller Herzinfarkte sind lebensstilbedingt.

Der Umgang mit Gefühlen ist teils in den Genen und teils in der Erziehung sowie den persönlichen Erfahrungen verankert. Menschen, die nie von Vorbildern gelernt haben, über Dinge, die sie bedrücken, zu sprechen oder positive und negative Gefühle zu kommunizieren, sind mit starken Gefühlen meist vollkommen überfordert. Sie ergreifen die Flucht nach innen und versuchen erst gar nicht, ihre Gefühle zum Ausdruck zu bringen. Dadurch wirken sie nach außen hin häufig emotionslos. Oder aber sie treten den Kampf an und lassen ihren Gefühlen unkontrolliert freien Lauf, was dazu führen kann, dass das Gegenüber verschreckt wird und sich distanziert, wenn es von einer Lawine aus cholerischen oder depressiven Äußerungen überrollt wird.

Das Mitgefühl ist ein zentraler Wert des menschlichen Miteinanders, denn es fördert Solidarität und Kooperation. Es führt uns aus der Isolation in die Erfahrung der

Verbundenheit, des Kohärenzgefühls. Wir erkennen, dass jeder Mensch auf seine Art und Weise mit dem Leid konfrontiert und zeit seines Lebens auf der Suche nach Glück ist. Diese Erkenntnis bringt uns einander näher und führt uns in die Verantwortung für das große Ganze. Diese Reise beginnt wie so oft bei uns selbst.

Übung – Selbstmitgefühl entwickeln

Finden Sie einen Ort, an dem Sie ungestört sind und sich auf die folgende Übung einlassen können: Legen Sie Ihre Hände übereinandergefaltet schützend auf Ihr Herz, den Taktgeber Ihres Lebens. Atmen Sie ruhig und gleichmäßig durch die Nase und versuchen Sie, Ihren Herzschlag wahrzunehmen. Richten Sie Ihre Aufmerksamkeit dabei auf Ihre momentane Gemütslage: Wie geht es Ihnen gerade? Welche Gefühle sind präsent? Wonach sehnen Sie sich womöglich?

Nach einigen Augenblicken der Innenschau sprechen Sie leise oder nur gedanklich folgenden Satz: „Möge ich glücklich, möge ich beschützt sein." Sie können ihn beliebig ergänzen, zum Beispiel durch: „Möge ich gesund, möge ich frei von Vorurteilen sein. Möge ich Erfüllung im Leben finden und möge ich erfolgreich sein ..." Benennen Sie kurz, klar und prägnant, was Sie sich am meisten wünschen, und wiederholen Sie es mehrmals wie ein Mantra. Seien Sie zuversichtlich, dass sich dieser Zustand früher oder später auch einstellen wird.

Alternativ können Sie sich auch Trost zusprechen, wenn Sie kurz zuvor mit Leid konfrontiert waren oder traurig sind. Sie können sich Mut zusprechen, wenn Sie vor einer Herausforderung stehen, oder Ihre Ängste mit einem einfallsreichen Zauberspruch auslöschen. Seien Sie kreativ, Kinder und Leistungssportler tun es auch und sind meist sehr erfolgreich damit.

Durch diese Übung kommen Sie in Kontakt mit Ihren Wünschen und Bedürfnissen, die sich aus Ihrer emotionalen Lage heraus entwickeln. Wenn Sie die Übung regelmäßig wiederholen, können Sie später Ihre mitfühlende Praxis durch das Einbinden eines Wunsches für eine Person, die Ihnen nahesteht, ergänzen, zum Beispiel mit der Formulierung: „Möge sie/er glücklich und gesund sein."

Das richtige Maß ist entscheidend! Denn zu viel Mitgefühl kann im Extremfall dazu führen, dass wir nicht mehr in der Lage sind, der betroffenen Person zu helfen, weil wir die objektive Perspektive verlassen und gegen eine innere Haltung des Mitleidens eingetauscht haben, die uns handlungsunfähig macht. Bleiben Sie also mitfühlend auf Distanz, statt sich durch den Schmerz, den Sie vielleicht beim Gegenüber erspüren, lähmen zu lassen.

30

Empathie erwächst aus einer mitfühlenden Grundhaltung heraus. Wenn Sie sich selbst wie eine gute Freundin oder einen guten Freund behandeln, fällt es Ihnen leichter, das auch auf andere zu übertragen. Fordern Sie ruhig viel, aber ohne sich selbst und andere zu überfordern. Erlauben auch Sie sich Unvollkommenheit und Verletzlichkeit.

4.2 Intuition

Bleiben wir noch eine Weile beim Fühlen. Um in unserer Mitte anzukommen und zentriert zu bleiben, brauchen wir ein gutes Bauchgefühl. Denn auch der Bauch spielt beim Fühlen eine wesentliche Rolle. Verantwortlich dafür ist das enterische Nervensystem des Darms, das die Wissenschaftler sogar von einem „Bauchhirn" sprechen lässt. Unser Bauchhirn steht wiederum durch den Nervus vagus, den größten Nerv des Parasympathikus, der für die Regulation der inneren Organe zuständig ist, im regen Austausch mit dem Gehirn. Hier prallen zwei Welten aufeinander. Genau diese Allianz erlaubt einen Abgleich zwischen dem Fühlen und dem Denken und wird als Intuition bezeichnet. Erweist sich das Ergebnis eines solchen Abgleichs als stimmig, sprechen wir von einer intuitiv richtigen Entscheidung. Intuition ist eine wertvolle Quelle, die allerdings empfindlich auf Stress reagiert.

Die Zusammenarbeit von Bauch und Kopf

Wenn Sie Ihre seelische Gesundheit erhalten wollen, dann sollten Sie Ihre Bauch-Kopf-Kommunikation stärken und sich um Ihr Darmmikrobiom, die Artenvielfalt wertvoller Darmbakterien, kümmern. Dabei hilft Ihnen eine gesunde Ernährung ebenso wie ein gutes Stressmanagement. Denn dank moderner Untersuchungsmethoden wissen wir, dass unser Magen-Darm-Trakt nicht nur sensibel auf Stress reagiert, sondern dass

Emotionen sowohl zu einer verstärkten als auch einer verminderten Aktivität dieses Bereichs führen können. Wenn wir traurig sind, nehmen die Kontraktionen des Magens und des Darms ab, während sie bei Wut zunehmen. Sind wir deprimiert, bewegt sich unser Darm fast gar nicht, was zu einer schlechten Verdauung und unter Umständen zu Bauchschmerzen führt. Bei Stress dagegen führt die Ausschüttung von Stresshormonen zu einer verstärkten Aktivität des Darms. Oft ist Durchfall die Folge, bei Dauerstress kann es sogar zum Reizdarmsyndrom kommen.
Beugen Sie also vor. Bleiben Sie möglichst gelassen und lassen Sie sich nicht unnötig unter Druck setzen. Erstaunlicherweise hat Stress viele unterschiedliche, jedoch überwiegend negative Auswirkungen auf unsere Gesundheit. Er verhindert eine gute Gesundheitsrendite und gibt den Wissenschaftlern nach wie vor viele Rätsel auf, wenn es darum geht, ihn als Mitverursacher diverser Beschwerden und Erkrankungen zu entlarven. Das liegt insbesondere daran, dass jeder Mensch Stress anders erlebt und im Laufe seines Lebens unterschiedliche Bewältigungsstrategien entwickelt. So wirkt sich Stress sehr verschieden auf jeden von uns aus.

Schützen Sie Ihre Darmflora!

Nahezu 80 Prozent aller Immunzellen unseres Körpers befinden sich im Darm. Eine intakte Darmflora ist die Voraussetzung für das Funktionieren unseres Abwehrsystems. Umgekehrt geht man davon aus, dass eine gestörte Darmflora mitverantwortlich für die Entstehung vieler Krankheiten ist. Nehmen Sie daher Antibiotika nur mit Bedacht ein. Wer zu schnell nach dieser Medikamentengruppe greift, bringt das Gleichgewicht seiner Darmflora durcheinander. Denn Antibiotika töten nicht nur die krank machenden Bakterien ab, sondern auch die nützlichen. Mitunter dauert es länger als ein halbes Jahr, bis sich das Mikrobiom von der Antibiotikaeinnahme wieder erholt hat.

Dass der Bauch einen enormen Einfluss auf unsere psychische Verfassung hat, ist längst unumstritten. Allein 95 Prozent des Stimmungsmachers Serotonin werden im Darm produziert. In den letzten Jahren hat das Thema Darm und seine Auswirkungen auf die Gesundheit stark an Relevanz gewonnen. Daraus hat sich ein neuer Forschungszweig entwickelt: die Psychomikrobiotik. Hier werden Zusammenhänge zwischen der Darmflora und der psychischen Verfassung erforscht. Ziel dabei ist, mehr Verständnis für die Wechselwirkungen und neue Perspektiven in der Behandlung von psychischen Beschwerden zu erhalten. Die ersten Forschungsergebnisse weisen darauf hin, dass eine gestörte Darmflora auch für Depressionen verantwortlich sein könnte.

Tipp: Die WHO definiert Probiotika als lebende Mikroorganismen, die einen positiven Gesundheitseffekt haben, sofern sie in ausreichender Menge zugeführt werden. Bevorzugen Sie Probiotika in ihrer natürlichen Form statt in Kapseln. Sie sind in fermentierten Milchprodukten wie Kefir und Naturjoghurt enthalten sowie in vielen Käsesorten und in Sauerkraut. Betrachten Sie den Verzehr dieser Produkte als tägliches Ritual, wenn Ihnen die Gesundheit Ihres Darmmikrobioms wichtig ist.

30

Sorgen Sie für eine gute Bauch-Hirn-Kommunikation, indem Sie Ihr Fühlen und Denken in Einklang bringen. Essen Sie gesund, reduzieren Sie Stress und verzichten Sie nach Möglichkeit auf die Einnahme von Antibiotika. Denn ein gesundes Darmmikrobiom hat einen großen Einfluss auf Ihr Immunsystem und Ihre psychische Verfassung.

4.3 Sinnfindung

Einen Sinn im Leben zu haben, ist ein zentrales menschliches Bedürfnis. Die meisten von uns haben eine spirituelle Seite, wenn auch oft im Verborgenen, weil sie irrtümlich glauben, dies sei eine Schwäche. „Wozu mache ich das alles hier? Was treibt mich an, was lässt mich zweifeln?" sind nur zwei von vielen möglichen Fragen, die sich Menschen regelmäßig stellen. Wenn Sie diese nicht aus vollem Herzen beantworten können, dann ist es an der Zeit, sich ernsthaft mit dem Thema Sinnfindung zu beschäftigen.
Eigentlich tragen wir alles, was wir zur Beantwortung dieser und ähnlicher Fragen brauchen, in uns. Denn nur

Sie selbst wissen, was in Ihrem Leben wirklich zählt, und können sich den Zugang entsprechend Ihren Überzeugungen und Erfahrungen erarbeiten. Ein Coach oder ein Therapeut kann Sie dabei professionell unterstützen. Der eigenen Spiritualität nachzugehen, hilft dabei, die eigenen Kraftquellen zu definieren, um sie bewusst als Ressource nutzen zu können.

Meiner persönlichen Erfahrung nach stellen sich Fragen nach dem Sinn immer dann, wenn uns etwas aus der Bahn wirft, etwa eine Krankheit, Trauer oder (berufliches) Scheitern. Es ist jedoch wenig sinnvoll, auf eine solche Situation zu warten. Nehmen Sie sich daher etwas Zeit, um sich folgende Frage selbst zu beantworten: Was bringt Leichtigkeit, Liebe und Lebensfreude in Ihr Leben? Denn die drei „Ls" sind die wirklich wichtigen Dinge, auf die Sie sich besinnen sollten.

Tipp: Führen Sie regelmäßig Tätigkeiten aus, die kein Ziel verfolgen, nicht eilig sind und sich nicht lohnen müssen, Sie jedoch dennoch beflügeln. Mehren Sie das, was mit den „Ls" in Verbindung steht, ganz egal ob es sich dabei um Personen handelt, mit denen Sie mehr Zeit verbringen, oder ein geliebtes Hobby, dem Sie mit Leidenschaft nachgehen möchten. Setzen Sie diese Aspekte ganz oben auf Ihre To-do-Liste. Damit sorgen Sie gut für sich selbst!

Eine gewisse Trennungskompetenz ist dabei klar von Vorteil. Aus Gewohnheit und Angst vor dem Neuen und

Ungewissen halten wir oft zu lange an alten, längst überholten Bindungen und Strukturen fest. Damit verzögern wir nicht nur die Trennung von belastenden Beziehungen, Sichtweisen und Mustern, sondern hindern uns auch daran, voranzukommen und unsere Lebensziele zu erreichen. Kommt Ihnen das bekannt vor?

Übung – Glück des Loslassens

Um sich vom alten Ballast zu trennen, schauen Sie genau hin – gibt es etwas, wovon Sie sich endlich verabschieden möchten? Machen Sie sich Stichpunkte dazu und legen Sie den Zettel in greifbare Nähe, damit Sie auch das noch aufschreiben können, was Ihnen vielleicht in den nächsten Tagen in den Sinn kommt.

Setzen Sie sich für das Loslassen einen festen Zeitrahmen. Sie müssen nichts übers Knie brechen. Aber wenn der Plan erst einmal steht, kommen Sie in Fahrt. Manche fangen mit dem Entrümpeln an, andere gehen zum Friseur und schneiden „alte Zöpfe" ab, wieder andere streichen ihr Schlafzimmer neu. Alles, was mit Erneuerung zu tun hat, leitet den Ablöseprozess ein. Wenn Sie erst einmal Platz für Neues geschaffen haben, laden Sie die Dinge in Ihr Leben ein, die mehr Leichtigkeit, Liebe und Lebensfreude für Sie bedeuten.

In diesem Zusammenhang sind auch Ziele eine wertvolle Möglichkeit zur Neuausrichtung:

- Wo möchten Sie am Ende des Jahres stehen?
- Worauf möchten Sie am Ende Ihrer Karriere oder Ihres Lebens zufrieden zurückblicken?

- Welche Herausforderungen wollen Sie in Kürze in Angriff nehmen und wie sollte das ausgehen?

Erlauben Sie sich ruhig mal entspanntes Sinnieren und Tagträumen. Denn auch diese Methode kann Ihre Kraftquelle zum Sprudeln bringen.

30 ***Wenn Sie Ihre Bauch-Hirn-Kommunikation verbessern und Ihr Herz auch gegenüber sich selbst mehr öffnen wollen, wenden Sie sich dem Themenfonds der seelischen Gesundheit zu. Unsere Seele ist zwar physisch nicht greifbar, dennoch spielt sie eine entscheidende Rolle in unserem Dasein. Dabei lassen sich seelische Aspekte bestimmten körperlichen Bereichen zuordnen:***

- ***Das Herz, als Taktgeber unseres Lebens, ist sinnbildlich das Organ, das mit Empathie und Mitgefühl in Verbindung steht.***
- ***Der Darm wertet die unterschiedlichen Emotionen aus und gleicht sie auf der Basis der Intuition mit dem Verstand ab.***

Sollten Sie zwischenzeitlich nach dem Sinn des Lebens suchen, dann üben Sie sich im Glück des Loslassens. So schaffen Sie Raum, um das aufzuwerten und anzuhäufen, was Ihre persönliche Antwort auf folgende Frage ist:

- ***Was bringt mehr Leichtigkeit, Liebe und Lebensfreude in Ihr Leben?***

Drei weitere Schutzfaktoren

Neben den bereits genannten Schutzfaktoren gibt es eine Vielzahl weiterer, die auf uns Menschen und unsere physische, psychische und seelische Gesundheit einen enormen Einfluss haben können. Drei, die immer wieder von meinen Coachees im Zusammenhang mit Kraft, Einflussnahme und Ressource genannt werden, finden Sie kurz skizziert und auf den Punkt gebracht in diesem Kapitel.

1. Gemeinschaft und Kooperation

Wir Menschen sind soziale Wesen und auf Kooperation und einen wertschätzenden Dialog mit anderen ausgerichtet. Ein Mangel an sozialen Beziehungen und daraus resultierende Einsamkeit stellt ein gesundheitliches Risiko für uns dar und kann, laut einer Studie von Julianne Holt-Lunstad, Professorin für Psychologie an der Brigham Young University, die Lebenserwartung negativ beeinflussen. Umgekehrt führt gesellschaftliches Eingebundensein zu einer höheren Lebenserwartung.

Das sind leider schlechte Nachrichten für alle Singles, denn auch die Ehe gehört zu Faktoren, die sich positiv auswirken. Wesentlich schwächer ist dagegen die Wirkung von Facebook-Freunden. Eine gut funktionierende Partnerschaft ist sinnstiftend und trägt zur Gesundheit beider Partner bei. Laut einer Paarstudie, ebenfalls aus den USA, mit dem Titel „Happy you, healthy me?

Having a happy partner is independently associated with better health in oneself" wirkt sich das Glück des Partners stärker auf die eigene Gesundheit aus als zunächst angenommen. So können sich beide gegenseitig motivieren und gesundheitsfördernde Verhaltensweisen etablieren, wie zum Beispiel auf ausgewogene Ernährung achten oder gemeinsam sportlichen Aktivitäten nachgehen.

In Zeiten, in denen Veränderung die sicherste Konstante ist, stillen Liebe, Vertrauen und ein aufrichtiges Interesse am Gegenüber unsere Sehnsucht nach Verlässlichkeit und geben uns zusätzlich Halt im Leben. Durchaus ähnlich verhält es sich mit ehrlichen und auf Geben und Nehmen basierenden Freundschaften. Es lohnt sich also, in sie zu investieren.

2. Kraftressource Natur

Das Leben in Städten ist durch viele Annehmlichkeiten geprägt. Doch auch Lärm, Dichte und Umweltbelastungen sind vielerorts charakteristisch. Die Natur ist ein Teil des Menschen. Leider wird sie immer mehr verdrängt, was dazu führt, dass wir vergessen, wie sehr wir sie brauchen und dass unsere Zukunft von ihr abhängt.

Zahlreiche Studien belegen, dass Menschen schneller genesen und weniger Schmerzmittel brauchen, wenn sie in Kontakt mit der Natur kommen, sei es durch einen Aufenthalt im Grünen oder einen entsprechenden Blick aus dem (Krankenhaus-)Fenster. Ein Spaziergang an der frischen Luft kann extrem belebend und beglückend sein. Immer wieder erfahre ich von meinen Klienten, dass sie am besten in der Natur regenerieren können.

Dieser Ansatz findet sich auch im sogenannten Waldbaden wieder. Der Wald, als Kraftort für die Seele, fördert die innere Ruhe und weckt positive Gefühle. Zu den nachgewiesenen Heilwirkungen des Waldes gehören:

- Stärkung des Immunsystems durch die von den Bäumen freigesetzten Terpene (Duftstoffe)
- Senkung des Blutdrucks
- Abbau der Stresshormone

Nehmen Sie sich Zeit, um achtsam in der Natur zu verweilen. Genießen Sie mit allen Sinnen die Schätze, die sie für Sie bereithält, ganz gleich in welcher Jahreszeit und bei welcher Witterung. Die Natur ist geduldig und sie verurteilt uns nicht. Wir dürfen dort so sein, wie wir sind. Vertrauen Sie auf ihre Rhythmen und finden Sie heraus, wie weit Sie diese für sich als Kraftspender nutzen können.

3. Leben im Gleichgewicht

Berufs- und Privatleben verschmelzen heute immer mehr. Doch eine Balance ist trotz Work-Life-Blending möglich und unbedingt notwendig. Der klare Vorteil dieser Flexibilisierung ist, dass es jedem selbst überlassen bleibt, ob er produktiver arbeitet, wenn er klare Grenzen zwischen Arbeit und Freizeit zieht oder wenn er beide Bereiche zu einem gesunden Maß miteinander vermischt. Dabei sind Selbstverantwortung, Disziplin und klare Absprachen mit Vorgesetzten und mit der Familie wichtig. Bei wem das funktioniert, der kann die räumliche und zeitliche Entgrenzung sicher genießen und davon profitieren. Wer jedoch mehr Struktur braucht und regelmäßige Zeiten der Nichterreichbarkeit schätzt, wird sich schwertun.

Achten Sie auf Balance in Ihrem Alltag und strukturieren Sie sich bei Bedarf immer wieder neu. So wird das trendige Arbeitsmodell nicht zu einer Mogelpackung. Üben Sie sich stets im Mittelmaß, denn es ist der beste Weg, um objektiv zu bleiben und sich nicht zwischen den Extremen zu verlieren.

Fast Reader

1. Gesunde Lebensführung

Jeder Mensch braucht einen anderen Zugang zur Gesundheit und eine andere Dosis. Die Zutaten sind meist die gleichen. Dabei ist Vorsorge nicht nur sinnvoller, sondern auch kostengünstiger als Nachsorge. Wer zudem begreift, dass Gesundheit kein Zustand ist, sondern ein Prozess, der alle Dimensionen des Lebens miteinander verbindet, der lernt, bewusst in die eigenen Gesundheitsressourcen und Schutzfaktoren zu investieren.
Auch wenn der Begriff „Ganzheitlichkeit" heute etwas inflationär gebraucht wird, bringt er einen wesentlichen Aspekt zum Ausdruck. Denn unser Erleben und Bewerten kann unsere Körperlichkeit und unsere Interaktion stark beeinflussen. Es ist notwendig, dieses ganzheitliche Konzept auf die Prävention zu übertragen und den Lebensstil so auszurichten, dass alle Anteile des menschlichen Wesens gleichermaßen berücksichtigt werden.

30 ***Nur wer gesundheitsbewusst lebt, kann eine gute Gesundheitsrendite erzielen.***

- ***Bevor Sie Ihre Energie in ein bestimmtes Thema investieren, sollten Sie Ihren aktuellen Status quo kennen. Nutzen Sie dazu den Selbsttest in Kapitel 1.3.***
- ***Aber Vorsicht: Setzen Sie sich nicht unter Druck und versuchen Sie nicht, alles perfekt zu machen. Sonst verlieren Sie unter Umständen die Freude und den Genuss, die eine gesunde Lebensführung mit sich bringt.***
- ***Oft reichen 20 Prozent des Aufwands aus, um 80 Prozent des bestmöglichen Ertrags zu erzielen (Pareto-Prinzip).***
- ***Wichtig ist, mit Köpfchen an die Sache heranzugehen und etwas Selbstdisziplin an den Tag zu legen, zumindest bis die neue Verhaltensweise, wie zum Beispiel weniger Sitzen oder Verzicht auf Fast Food, zur Gewohnheit geworden ist.***

2. Körperliche Gesundheit

Anhand der gängigen Regeln zur ausgewogenen und gesunden Ernährung, die in Kapitel 2.1 beschrieben werden, können Sie Ihr Essverhalten reflektieren. Um eine bestmögliche Gesundheitsrendite zu erzielen, lenken Sie Ihre Aufmerksam-

keit auf die drei Themen, bei denen Sie am stärksten von den Empfehlungen abweichen. Schauen Sie sich auch Ihre Energiebilanz und Ihren Essrhythmus an und passen Sie bei Bedarf Ihre Gewohnheiten entsprechend an.
Wählen Sie aus den Empfehlungen zum bewegungsfreundlichen Alltag, die Sie in Kapitel 2.2 finden, mindestens drei aus, denen Sie folgen wollen. Regelmäßige Aktivität verbessert nicht nur die Selbstregulation, sondern wirkt sich auch positiv auf die somatischen und psychosomatischen Funktionen aus. Grund genug, um gleich damit zu starten. Betrachten Sie die Vorgaben der WHO – 150 Minuten moderate oder 75 Minuten intensive körperliche Tätigkeit pro Woche – als Richtwert, wohl wissend, dass jede Bewegungsminute zur Steigerung Ihrer Gesundheit und Ihres Wohlbefindens beiträgt.
Wir brauchen im Alltag Anspannung und Entspannung, Herausforderung und Ruhe, Aufregung und Gelassenheit. Vielen Menschen fällt es heutzutage schwer, sich zu entspannen. Zum Glück gibt es eine große Auswahl an wirksamen Entspannungstechniken. Einige davon sind in Kapitel 2.3 beschrieben.

Betrachten Sie die Bereiche Ernährung, Bewegung und Entspannung als eine Must-have-Anlage und wählen Sie eine sinnvolle Strategie, um 30

diesen Basisfonds langfristig mit viel Sorgfalt zu verwalten. Nur so können Sie dauerhaft von einer guten Gesundheitsrendite profitieren.

- ***Reflektieren Sie zunächst Ihr Essverhalten und nehmen Sie bei Bedarf Korrekturen vor.***
- ***Um Bewegungsdefizite aufzudecken, erstellen Sie ein Sitz- und Bewegungsprotokoll. Leiten Sie daraus gegebenenfalls Maßnahmen ab und setzen Sie diese bald um.***
- ***Entscheiden Sie sich für eine Entspannungstechnik, die Sie einüben und regelmäßig praktizieren, oder wählen Sie stattdessen eine informelle Methode.***
- ***Sollten Schlafstörungen Ihre Baustelle sein, dann beachten Sie die Regeln der Schlafhygiene, die Sie in Kapitel 2.3 nachlesen können.***

3. Mentale Gesundheit

Gelassenheit ist gerade in schwierigen Situationen klar von Vorteil. Sie entschärft nicht nur die Situation, sondern hilft uns auch dabei, souveräner aufzutreten und gut mit unserer begrenzten Energie zu haushalten. Üben Sie am besten in überschaubaren Stressmomenten, um für die wirklichen Herausforderungen gewappnet zu sein. Und nutzen Sie Humor als Strategie für mehr innere Freiheit und um eine Metaperspektive einzu-

nehmen, aus der heraus sich mit mehr Abstand und innerer Ruhe agieren lässt.
Allzu oft wenden wir aufgrund von Erwartungen anderer den Blick von unserem Leben ab, um zu gefallen oder Konflikte zu vermeiden. Dabei haben wir auch unserem eigenen Leben gegenüber eine Verantwortung. Schauen Sie sich die möglichen Hindernisse auf dem Weg zu mehr Selbstbestimmung genauer an. Erstellen Sie eine Liste mit Themen, bei denen Sie von nun an mehr Selbstbestimmung werden walten lassen. Denn wer selbst bestimmen kann, wo es langgeht, geht mit mehr Zuversicht durch das Leben.
Ebenfalls wichtig für ein zufriedenes Leben ist eine positive Einstellung. Es lohnt sich, eine lösungs- und wachstumsorientierte Grundhaltung zu entwickeln und die eigene Glückswahrnehmung zu schulen, um auch die kleinen Glücksmomente im Alltag genießen zu können.

30

Mentale Gesundheit hat mit zahlreichen Faktoren zu tun und spielt, wenn es um die Gesundheitsrendite geht, eine wesentliche Rolle. Drei Themen erweisen sich dabei als besonders wichtig:

- ***Gelassenheit, das heißt innere Ruhe und Besonnenheit in heiklen Angelegenheiten und stürmischen Zeiten.***
- ***Selbstbestimmung, die uns unabhängig macht von Erwartungen und Vorstellungen anderer***

und uns aus der Falle der Fremdbestimmung herausführt.

- ***Positivität, eine Haltung, die uns erlaubt, den Blick auf das Gute statt auf das Schlechte zu richten, unsere Glückswahrnehmung steigert und uns in Chancen denken lässt.***

4. Seelische Gesundheit

Empathie erwächst aus einer mitfühlenden Grundhaltung heraus. Wenn Sie sich selbst wie eine gute Freundin oder einen guten Freund behandeln, dann sind Sie eher gewillt, das auch auf andere zu übertragen, als wenn Sie hart und unfreundlich zu sich selbst sind. Fordern Sie ruhig viel, aber ohne sich selbst und die anderen zu überfordern. Erlauben auch Sie sich Unvollkommenheit und Verletzlichkeit. Diese innere Haltung des Wohlwollens wird sich automatisch nach außen spiegeln und von Ihrer Umwelt wahrgenommen werden. Sie wird Ihnen helfen, besser mit sich selbst und anderen umzugehen.

Sorgen Sie für eine gute Bauch-Hirn-Kommunikation, indem Sie Ihren Emotionen mehr Beachtung schenken. Essen Sie ausgewogen und gesund, lassen Sie es nicht zu, dass Stress Ihren Alltag dominiert, und verzichten Sie nach Möglichkeit auf die Einnahme von Antibiotika, die Ihre Darm-

flora aus dem Gleichgewicht bringen können. Denn ein gesundes Darmmikrobiom hat einen großen Einfluss auf Ihr Immunsystem und Ihre psychische Verfassung.

Wenn Sie Ihre Bauch-Hirn-Kommunikation verbessern und Ihr Herz auch gegenüber sich selbst mehr öffnen wollen, wenden Sie sich dem Themenfonds der seelischen Gesundheit zu. Dabei lassen sich seelische Aspekte bestimmten körperlichen Bereichen zuordnen:

- ***Das Herz, als Taktgeber unseres Lebens, ist sinnbildlich das Organ, das mit Empathie und Mitgefühl in Verbindung steht.***
- ***Der Darm wertet die unterschiedlichen Emotionen aus und gleicht sie auf der Basis der Intuition mit dem Verstand ab. So treffen wir täglich eine Vielzahl von stimmigen Entscheidungen oder aber solche, die uns Bauchschmerzen bereiten.***

30

Sollten Sie zwischenzeitlich nach dem Sinn des Lebens suchen, dann üben Sie sich im Glück des Loslassens. So schaffen Sie Raum, um das aufzuwerten und anzuhäufen, was Ihre persönliche Antwort auf folgende Frage ist:

- ***Was bringt mehr Leichtigkeit, Liebe und Lebensfreude in Ihr Leben?***

Die Autorin

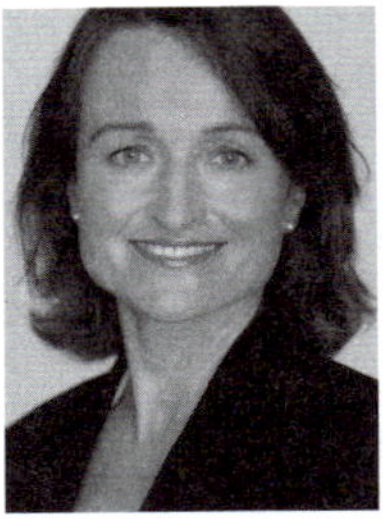

Monika A. Pohl ist Fachwirtin für Prävention und Gesundheitsförderung. Als Dozentin in der Erwachsenenbildung vermittelt sie Strategien und Kompetenzen zur Förderung der eigenen Gesundheit und zur Entwicklung einer achtsamen und empathischen Persönlichkeit. Sie ist Heilpraktikerin für Psycho- und Physiotherapie und Inhaberin der Physioyoga Akademie.
Ihre Überzeugung: *Nur wer gut für sich selbst sorgt, kann sein Bestes geben!*
Im Betrieblichen Gesundheitsmanagement empowert sie Menschen und unterstützt Unternehmen durch Trainings und Coachings auf Führungs- und Mitarbeiterebene sowie inspirierende und motivierende Vorträge.

Weitere Informationen:
www.lebensstil-gesundheit.de
www.physioyoga.com

Weiterführende Literatur

- Beck, F.: Sport macht schlau. Mit der Hirnforschung zu geistiger und sportlicher Höchstleistung. Goldegg Verlag, Berlin, 2014
- Liebscher-Bracht, R./Bracht, P.: Deutschland hat Rücken. Mosaik Verlag (Random House GmbH), München, 2018
- Löllgen, H./Wismach, J./Bachl, N.: Körperliche Aktivität als Medikament; AVP: Band 45, Heft 3, Juli 2018. Arzneimittel Informationsdienst e. V., Berlin
- Pohl, M. A.: Selbstbestimmung. Raus aus der Fremdbestimmung, rein ins selbstbestimmte Leben – ein Erfolgstraining. GABAL Verlag, Offenbach, 2016
- Pohl, M. A.: Selbstfürsorge. Wer gut für sich selbst sorgt, kann sein Bestes geben. GABAL Verlag, Offenbach, 2018

Informationen im Internet (eingesehen am 08.02.2019):

- Bundesvereinigung für Prävention und Gesundheitsförderung e. V.: www.bvpraevention.de
- Deutsche Gesellschaft für Ernährung e. V.: www.dge.de
- Deutsches Krebsforschungszentrum: www.dkfz.de
- Max-Planck-Gesellschaft: www.mpg.de
- World Health Organization: www.who.int

Register